高等职业院校精品课程配套教材

病原生物学与免疫学实验及学习指导

BINGYUAN SHENGWUXUE YU MIANYIXUE SHIYAN JI XUEXI ZHIDAO

主　编　李　楠　徐晓可

副主编　陈红叶　冯　墅　李良础　列海涛

编　者　（按姓氏笔画排序）

王艺霖　冯　墅　列海涛

李　楠　李良础　李飙璘

陈红叶　徐晓可

华中科技大学出版社
http://www.hustp.com
中国·武汉

内 容 简 介

本书是与全国高职高专医药院校理论教材配套使用的实践指导教材。

本书包括五大模块,分别是医技实验常用仪器的使用方法、病原微生物学实验、免疫学实验、人体寄生虫学实验、病原微生物学与免疫学习题指导。通过习题练习,学生可进一步巩固和强化所学的知识,提高分析问题和解决问题的能力。

本书适合于护理、生物技术、预防医学、医学检验技术等专业学生使用,也可作为教师教学参考用书。

图书在版编目(CIP)数据

病原生物学与免疫学实验及学习指导/李楠,徐晓可主编.—武汉:华中科技大学出版社,2020.9
ISBN 978-7-5680-6645-7

Ⅰ.①病… Ⅱ.①李… ②徐… Ⅲ.①病原微生物-实验-高等职业教育-教学参考资料 ②医学-免疫学-实验-高等职业教育-教学参考资料 Ⅳ.①R37-33 ②R392-33

中国版本图书馆 CIP 数据核字(2020)第 179710 号

病原生物学与免疫学实验及学习指导   李 楠 徐晓可 主编
Bingyuan Shengwuxue yu Mianyixue Shiyan ji Xuexi Zhidao

策划编辑:史燕丽
责任编辑:毛晶晶
封面设计:原色设计
责任校对:曾 婷
责任监印:周治超
出版发行:华中科技大学出版社(中国·武汉)   电话:(027)81321913
     武汉市东湖新技术开发区华工科技园 邮编:430223
录 排:华中科技大学惠友文印中心
印 刷:武汉市籍缘印刷厂
开 本:787mm×1092mm 1/16
印 张:14.25
字 数:368 千字
版 次:2020 年 9 月第 1 版第 1 次印刷
定 价:49.90 元

网络增值服务使用说明

欢迎使用华中科技大学出版社医学资源网yixue.hustp.com

1.教师使用流程

（1）登录网址：http://yixue.hustp.com （注册时请选择教师用户）

（2）审核通过后，您可以在网站使用以下功能：

管理学生

建立课程　　　　　　　　布置作业

下载教学
资源　　　　　　　教师　　　　　查询学生学习
记录等

2.学员使用流程

建议学员在PC端完成注册、登录、完善个人信息的操作。

（1）PC端学员操作步骤

①登录网址：http://yixue.hustp.com （注册时请选择普通用户）

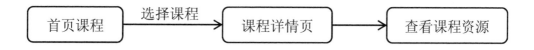

②查看课程资源

如有学习码，请在个人中心-学习码验证中先验证，再进行操作。

首页课程 ──选择课程──→ 课程详情页 ──→ 查看课程资源

（2）手机端扫码操作步骤

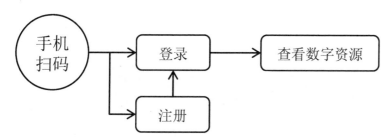

前　言

为适应教学改革,满足医学检验技术、护理等专业专科教育发展的需要,我们根据新的教学大纲和专科学生学习的实际情况编写了这本书。本书的编写以培养学生医学技能为根本,注重学生临床诊断思维能力的培养,加入了一些综合性实验内容,突出了实践性和实用性,更贴近于医学高职高专教育改革的需要。

本书分为五大模块,模块一为医技实验常用仪器的使用方法,介绍了一些医学实验的基本知识技能,包括普通光学显微镜的使用、生物安全柜的使用等;模块二为病原微生物学实验,根据职业岗位能力的典型工作过程设计学习情境,每个学习情境的工作任务根据工作过程递进编写,既方便教师教学工作的高效开展,也让学生在教师的指导下更容易完成学习任务和提升能力;模块三为免疫学实验,对常规免疫学检验技术的原理、试剂、注意事项等进行了详尽的描述;模块四为人体寄生虫学实验,包括医学蠕虫检验、医学原虫检验、病原学诊断等内容,目的是强化学生的综合素质,培养学生的实际操作能力。模块五为病原微生物学与免疫学学习指导,以习题的形式全面展示知识要点,方便学生加深理解学习内容。

本书适用于护理、生物技术、预防医学、医学检验技术等专业,各专业可根据学时自行安排内容取舍。

本书在编写的过程中,各位教师付出了极大的努力,在此一并表示衷心的感谢,因学术能力有限,疏漏和错误之处在所难免,恳请广大读者批评指正,以便修订和进一步完善。

编　者

目　　录

模块五　病原微生物学与免疫学学习指导

模块一

医技实验常用仪器
的使用方法

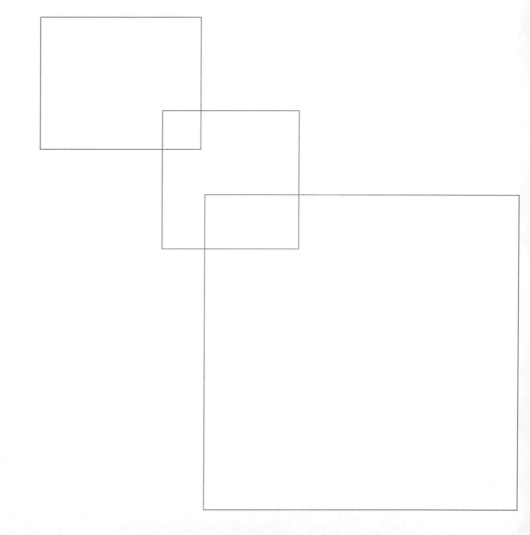

普通光学显微镜的使用

一、仪器介绍

显微镜是由一个透镜或几个透镜组合构成的一种复杂的光学仪器,主要用于放大微小的物体,使其能被人的肉眼所看到。其放大倍数＝物镜放大倍数×目镜放大倍数。光学显微镜能放大 40~1000 倍,是医学实验常用工具。

二、主要结构

对照显微镜或者图谱(图 1-1),仔细辨认显微镜的各个部分。

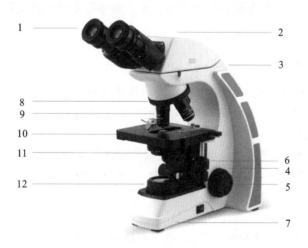

图 1-1 显微镜主要结构

1—目镜;2—镜筒;3—镜臂;4—粗准焦螺旋;5—细准焦螺旋;6—标本移动螺旋;

7—镜座;8—物镜转换器;9—物镜;10—载物台;11—聚光器;12—光源

普通光学显微镜的构造可分为两个部分。

1. 机械装置 镜座、镜筒、镜臂、物镜转换器、载物台、标本移动螺旋、粗调螺旋(粗准焦螺旋)和细调螺旋(细准焦螺旋)等部件组成。

2. 光学系统 目镜、物镜、聚光器、光源等部件组成。

三、油镜的使用原理

使用油镜时,需在玻片上滴加香柏油。这是因为油镜的放大倍数较高,而透镜很小,光线通过不同密度的介质(玻片→空气→透镜)时,部分光线会发生折射而散失,进入镜筒的光线少,视野较暗,物体观察不清。如在透镜与玻片之间滴加与玻璃折射率(折射率为1.52)相仿的香柏油(折射率为1.515),则使进入油镜的光线增多,视野亮度增强,物象清晰。

四、操作流程

(一) 低倍镜的操作

(1)右手握住镜臂,左手拖住镜座,将显微镜放在自己身体的前方,离实验台边缘有一定距离。

(2)接通电源,打开显微镜电源开关。

(3)旋动物镜转换器,将低倍镜移到镜筒正下方。

(4)调节光源强度,同时用眼对准目镜,仔细观察,使视野亮度均匀。

(5)将标本放在载物台上,旋转标本移动螺旋,使观察的目的物位于圆孔的正中央。

(6)转动粗准焦螺旋,上升载物台到最高限定位置。

(7)调节粗、细准焦螺旋直至目的物清晰为止。观察标本时应两眼同时睁开,以减少眼睛疲劳。

(二) 高倍镜的操作

(1)在低倍镜操作的基础上转换物镜。旋动物镜转换器,将低倍镜换成高倍镜(注意:在转换物镜时要从侧面观察,以防镜头与标本片相撞,如果高倍镜触及标本片,应立即停止旋转,并重新用低倍镜调焦)。

(2)调焦。调节光圈,使光线亮度合适,再调节细准焦螺旋直至目的物清晰。

(3)观察。移动推动器,找到合适的目的物,并移至视野的中心进行观察。

(三) 油镜的操作

(1)先使用高倍镜找到欲观察的目标,将该部位调到视野中央。将高倍镜转开,在标本片的镜检部位滴一滴香柏油于所见物象范围的玻片上。

(2)转换油镜。从侧面注视,使油镜头浸没在香柏油中,刚好贴近载玻片(有些显微镜可以直接从低倍镜转到油镜)。

(3)调焦。上升聚光器,重新调整光圈,使视野得到充分照明;缓慢调节粗准焦螺旋,看到模糊镜像后再调节细准焦螺旋,直至物像清晰。

(4)观察。多观察几个视野,选取菌体分布均匀的视野进行菌体形态和排列方式观察。

(四) 显微镜用完后的操作

(1)将光源强度调节至最弱,关闭电源开关,拔掉电源插头,下降载物台。

（2）先取干净擦镜纸拭去镜头上的香柏油，再取干净擦镜纸蘸少许二甲苯擦去镜头上的残留油迹，最后取干净擦镜纸擦去残留的二甲苯。

（3）将显微镜的各部位还原，物镜转成"八"字形，擦干净镜体，罩上防尘罩，在指定位置放好。

五、注意事项

（1）拿显微镜的正确方法：一只手握紧镜臂，另一只手托住镜座。显微镜是精密仪器，必须好好保护，轻拿轻放，严格按照操作程序操作。

（2）当油镜头与标本片几乎接触时，不可再用粗准焦螺旋向上移动载物台或下降油镜头，以免损坏玻片甚至压碎镜头。使用镜头时应该按照"低倍镜—高倍镜—油镜"的顺序观察。

（3）油镜头和玻片只能用擦镜纸擦拭，不能用手、棉布或其他纸张擦拭。

（4）香柏油的用量以1～2滴、能浸到油镜头的中间部分为宜，用量太多则浸染镜头，太少则视野变暗不便观察。切不可将高倍镜转动经过加有香柏油的区域。

（5）要养成两眼同时睁开观察的习惯，必要时以左眼观察视野，右眼用于绘图。

（6）使用完毕后，要下降载物台，擦去香柏油，将显微镜的各部位还原，物镜转成"八"字形，罩上防尘罩，放入干燥处，避免受潮。

生物安全柜的使用

一、仪器介绍

生物安全柜是为操作原代培养物、菌毒株以及诊断性标本等具有感染性的实验材料时,用来保护操作人员本人、实验室环境以及实验材料,使其避免暴露于操作过程中可能产生的感染性气溶胶和溅出物而设计的。

二、结构与分类

生物安全柜由带工作台的特制金属柜、过滤装置、排风装置、照明系统等组成。这些装置根据生物安全柜的级别不同而异。生物安全柜可分为Ⅰ级、Ⅱ级和Ⅲ级三大类,以满足不同的生物研究和防疫要求。Ⅱ级生物安全柜是目前应用最为广泛的柜型。生物安全分级如表1-1所示。

表 1-1 生物安全分级

生物安全实验室等级	生物安全柜等级	人员防护	实验品防护	环境防护
1~3	Ⅰ	有	无	有
1~3	Ⅱ	有	有	有
4	Ⅲ	有	有	有

三、使用原理

在Ⅰ级生物安全柜内操作时,排出的气体先经过废气通道到达 HEPA 过滤器,再排出到环境中。HEPA 过滤器为高效空气过滤器,可以捕捉 99.97% 的直径在 0.3 μm 的微粒,对于直径大于 0.3 μm 的微粒,其捕捉率可达 99.9%,这就使已知的感染因子均被有效捕获,保证排出的气体中不含微生物。

与Ⅰ级生物安全柜一样,Ⅱ级生物安全柜也有气流流入前窗开口,被称作"进气流",用来防止在微生物操作时可能生成的气溶胶从前窗逃逸。与Ⅰ级生物安全柜不同的是,未经过滤的进气流会在到达工作区域前被进风格栅俘获,因此实验品不会受到外界空气的污染。Ⅱ级生物安全柜的一个独特之处在于经 HEPA 过滤器过滤的垂直层流气流从生物安全柜顶部吹下,被称作"下沉气流"。下沉气流不断吹过生物安全柜工作区域,以保护柜中的实验品不被外界尘埃或细菌污染。

Ⅲ级生物安全柜中整个环境是完全密闭的,进入的空气经 HEPA 过滤器过滤,排出的气体经 2 层 HEPA 过滤器过滤。生物安全柜的作用是有效降低实验室操作人员发生获得性感染的概率,减少人与样品或样品与样品之间交叉污染的机会,保护操作人员、实验室周围环境的生物安全,也保护操作材料不受污染。

四、操作流程

(1)操作前应打开紫外灯,照射 30 min,将本次操作所需的全部物品移入生物安全柜,避免双臂频繁穿过气幕破坏气流,后用 75% 酒精擦拭物体表面消毒,以去除污染。柜内物品摆放应做到清洁区、半污染区与污染区基本分开,操作过程中物品取用方便,物品应尽量靠后放置,但不得挡住气道口,以免干扰气流正常流动。

(2)将生物安全柜设置到工作状态,打开玻璃门,使机器正常运转。打开风机 5~10 min,待柜内空气净化且气流稳定后再进行实验操作。将双臂缓缓伸入生物安全柜内,至少静止 1 min,使柜内气流稳定。设备完成自净过程且运行稳定后即可使用。

(3)关闭玻璃门,关闭日光灯,打开紫外线灯进行柜内消毒。柜内使用的物品应在消毒后再取出,以防止将病原微生物带出而污染环境。

(4)消毒完毕后,关闭电源。

五、注意事项

(1)在生物安全柜内所形成的几乎没有微生物的环境中,应避免使用明火。

(2)生物安全柜内不放与本次实验无关的物品。柜内物品摆放应做到清洁区、半污染区与污染区基本分开,操作过程中物品取用方便,且三区之间无交叉。

(3)在用紫外线灯灭菌时要关闭通风,紫外线对人体有损害,眼睛不能直视,注意个人保护。

(4)在实验操作过程中,不可打开玻璃视窗,应保证操作人员脸部在工作窗口之上。

(5)在生物安全柜内操作时,应避免使用酒精灯。酒精灯可干扰气流运行,易燃易爆,必要时可用红外线接种环灭菌器代替酒精灯。

(6)生物安全柜应定期进行检测与保养,以保证其正常工作。

高压蒸汽灭菌器的使用

一、仪器介绍

高压蒸汽灭菌器是利用饱和压力蒸汽对物品进行迅速而可靠的灭菌的设备,常用于对医疗器械、敷料、玻璃器皿、培养基等的灭菌,可杀灭包括芽孢在内的各种微生物。加水于底部夹层锅内,加热煮沸,使产生的蒸汽密闭在容器内,不能向外扩散,因而蒸汽压力逐渐升高,温度也随之相应升高。高压蒸汽灭菌法是目前常用的最有效的湿热灭菌法。

二、结构与分类

高压蒸汽灭菌器主要有一个可以密封的桶体,由压力表、安全阀、排气阀、电热丝等组成。按照样式大小,可以分为手提式高压蒸汽灭菌器、立式高压蒸汽灭菌器、卧式高压蒸汽灭菌器等。

三、使用原理

高温对细菌有明显的致死作用,所以加热是较为常用的消毒、灭菌方法。细菌蛋白质(其中包括酶类)因热力可发生变性凝固、活性消失,引起细菌代谢障碍而死亡。在同一温度下,湿热灭菌法的杀菌效果比干热灭菌法好。

四、操作流程

不同的仪器,使用模式略有不同,本项目以实验室常用的立式高压蒸汽灭菌器为例,分步讲解灭菌步骤。

1. 加水 使用前需要加水至标准水位,水位过高或过低都会影响灭菌效果。

2. 堆放 将牛皮纸或油纸包好的待灭菌物品依次加入灭菌锅内,使物品与物品之间留有一定的空隙。

3. 密封 待灭菌物品堆放好之后,盖好灭菌盖,拧紧螺母。

4. 设定灭菌温度及时间 调节工作按钮,设定合适的灭菌温度和灭菌时间(如 121 ℃,20 min),开始工作。

5. 加热 待温度上升到 100 ℃ 左右,将排气阀打开,排除立式高压蒸汽灭菌器内的冷空气后,关闭排气阀。

6. 灭菌 当压力达 102.9 kPa(立式高压蒸汽灭菌器内的温度为 121 ℃)时即开始灭菌,使其维持 20 min。

7. 降温降压 灭菌时间一到,停止加热,待压力自行下降,或缓缓打开排气阀放气,当压力表指针恢复至"0"时,方可打开灭菌盖。

8. 收尾 打开灭菌盖,取出物品,排出锅内剩余水。

五、注意事项

(1)使用前应注意检查排气阀及安全阀,特别是检查压力表的性能是否正常,以免发生危险。

(2)灭菌前水位需要达到标准水位标志处,以保证灭菌效果。

(3)堆放待灭菌物品时,注意不要堆放得太满。

(4)灭菌完毕后必须使压力降低为"0",容器内蒸汽排出后才能打开灭菌盖,以防蒸汽烫伤。

(5)灭菌完毕后应排净残留水,及时清理水垢,提高灭菌质量,延长仪器使用寿命。

移液器(加样枪)的使用

一、仪器介绍

移液器又称加样枪,是一种用于定量转移液体的器具。其活塞通过弹簧的伸缩运动来实现吸液和放液。

二、结构与分类

移液器分为控制按钮、吸头脱卸按钮、体积显示窗口、套筒、弹性吸嘴、吸头等部分,如图1-2所示。

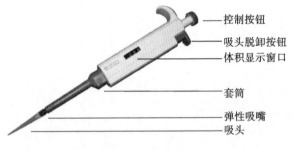

控制按钮
吸头脱卸按钮
体积显示窗口
套筒
弹性吸嘴
吸头

图1-2　移液器的结构

根据原理可分为气体活塞式移液器和外置活塞式移液器。气体活塞式移液器主要用于标准移液,外置活塞式移液器主要用于处理易挥发、易腐蚀、黏稠的特殊液体。

三、操作流程

一个完整的移液循环包括吸头安装、容量设定、预洗吸头、吸液、放液、卸去吸头。本项目以实验室常用的气体活塞式移液器为例,分步讲解移液步骤。

1. 吸头安装　正确方法为旋转安装法。首先插入吸头,按逆时针方向180°旋转上紧吸头。

2. 容量设定　通过旋转按钮将体积值迅速调整至接近预想值。从大体积值调节至小体积值时,按照正常的调节方法,调到刚好就行;从小体积值调节至大体积值时,就需要先调节至超过设定体积值的刻度,再回调至设定体积值,可保证最佳的精确度(这是由于计数器里面有一定的空隙,需要弥补)。

3. 预洗吸头 将需要转移的液体反复吸取、排放 2～3 次,让吸头内壁形成一层同质液膜,以确保移液工作的准确度。

4. 吸液 先将移液器控制按钮按至第一停点,将吸头垂直浸入液面,浸入深度应根据盛放液体的容器大小灵活掌握,后平稳松开按钮。吸液速度需缓慢,太快会容易产生反冲和气泡,导致移液体积不准确。

5. 放液 放液时,吸头紧贴容器壁,先将控制按钮按至第一停点,略做停顿以后,再按至第二停点,这样做可以确保吸头内无残留液体。

6. 卸去吸头 按压吸头脱卸按钮,将吸头脱卸到锐器桶中。卸掉的吸头一定不能和新吸头混放,以免产生交叉污染。

四、注意事项

(1)使用前要用目视检测法检查移液器有无漏气,将吸取液体后的移液器垂直静置 15 s,观察有无液滴缓慢流出,如果有液滴流出,说明漏气。

(2)安装吸头时切记用力不能过猛,更不能采取剁枪头的方法来进行安装,因为这样会导致移液器的内部配件(如弹簧)因敲击产生的瞬时撞击力而变得松散,甚至会导致刻度调节旋钮卡住,严重情况下会将套筒折断。

(3)当移液器吸头里有液体时,切勿将移液器水平放置或倒置,以免液体倒流腐蚀活塞弹簧。

(4)在调节移液器吸液体积的过程中,转动按钮不可太快,也不可超出其最大或最小量程,否则容易卡住内部机械装置而损坏仪器,移液器用完后要调到最大量程。

(5)注意使用一次性吸头,避免交叉污染。

五、移液器漏气的可能原因和处理措施

移液器漏气的可能原因和处理措施见表 1-2。

表 1-2　移液器漏气原因分析

可 能 原 因	处 理 措 施
吸头不匹配	使用原装匹配的吸头
装配吸头时没上紧	注意装配吸头的方法
移液器内部气密性不好	请仪器厂商工程师处理

六、移液器的维护和保养

(1)如较长时间不使用,应将移液器的量程调至最大值的刻度,使弹簧处于松弛状态,以保护弹簧。

(2)定期清洁移液器外壁,可以用 95% 酒精擦拭外壳,自然晾干。既可以使移液器保持美观,又可以降低移液器对样品产生污染的可能性。

(3)在吸取易挥发、易腐蚀的液体后,应该将整支移液器拆开,用蒸馏水冲洗活塞杆和套筒内壁,并晾干后使用,以免挥发性物质长期依附于活塞杆表面,对活塞杆产生腐蚀而损坏仪器。

电子天平的使用

一、仪器介绍

分析天平是定量分析操作中最重要、最常用的仪器,常规的分析操作要使用天平,天平的称量误差直接影响分析结果。电子天平是最新一代的天平,应用了现代电子控制技术进行称量,无论采用何种控制方式和电路结构,其称量依据都是电磁力平衡原理。电子天平可直接称量,全量程不需要砝码,放上被测物质后,在几秒钟内达到平衡,直接显示读数,具有称量速度快、精度高的特点。此外,电子天平还具有自动校正、自动去皮、超载显示、故障报警等功能。电子天平具有质量电信号输出功能,且可与打印机、计算机联用,进一步扩展其功能,如统计称量的最大值、最小值、平均值和标准偏差等。

二、性能指标

电子天平的性能指标是判断电子天平性能的非常重要的考量标准。衡量电子天平性能的四个指标为电子天平的稳定性、电子天平的灵敏性、电子天平的正确性和电子天平示值的不变性。

电子天平的稳定性,就是指电子天平在受到扰动后,能够自动回到初始平衡位置的能力;一旦对电子天平施加某一瞬时的干扰,虽然示值发生了变化,但干扰消除后,电子天平又能回复到原来的示值,则我们称该电子天平是稳定的。一台电子天平的稳定性是判定其可以使用的首要条件,不具备稳定性的电子天平根本不能使用。

电子天平的灵敏性,就是指电子天平能觉察出放在衡量盘上的物体质量改变量的能力。简单理解,就是指电子天平读数的反应快慢。在这个方面,电子天平较机械天平具有更高的灵敏度。天平的灵敏性,可以通过角灵敏度、或线灵敏度、或分度灵敏度、或数字(分度)灵敏度来表示。电子天平的灵敏性主要是通过分度灵敏度,或数字灵敏度来表示的。天平能觉察出来的质量改变量越小,则说明天平越灵敏。由此可见,对于电子天平而言,电子天平的灵敏性是判定其优劣的重要性能之一。

电子天平的正确性就是指其读数的准确性。它表示电子天平示值接近真值的能力;从误差角度来看,电子天平的正确性,就是反映电子天平示值的系统误差大小的程度。

电子天平示值的不变性就是指电子天平在相同条件下,多次测定同一物体,所得测定结果的一致程度,也指电子天平读数的稳定性,即电子天平读数的浮动范围。浮动范围越小,说明其不变性越好。

电子天平示值的不变性体现在对电子天平重复性、再现性的控制,对电子天平零位及回零误差的控制等方面。

三、操作流程

称量时,要根据不同的称量对象和不同的天平,以及实际情况选用合适的称量方法。一般称量使用普通托盘天平即可,对于质量精度要求高的样品和基准物质应使用电子天平来称量。

(一)称量前的检查

(1)检查电子天平是否水平,电子天平要正确放置在安全称重室或稳固的工作台上,规避环境因素带来的气流波动、温度变化、振动和静电等。这是安置电子天平时最基本的要求。否则会造成电子天平在使用中出现称量结果不稳定或无法称重的现象。若电子天平不水平,则调节底座螺丝,使气泡位于水平仪中心。

(2)取下电子天平罩,叠好,放于电子天平后。

(3)检查电子天平盘内是否干净,必要时予以清扫。

(4)检查硅胶是否变色、失效,若变色、失效,应及时更换。

(二)电子天平预热

任何一台电子天平在使用前都必须通电预热,然后才能使用,而且预热时间有明确的要求和限制,凡精度越高的电子天平,预热时间要求越严格。

电子天平预热是为了保证电子天平在预热时间内,进行机械性自检和环境温度监测存储自检,从而达到电子天平系统保持正常稳定的目的,所以电子天平在预热状态内最好不要使用。

电子天平预热的方法是插电开机后,无操作放置 10 min 左右。

(三)电子天平校准

电子天平的校正标准:只要电子天平断电、停电、转移或长时间使用,就要进行校准。需要使用人员规范掌握,正确操作。先校准,后称重。

电子天平的校准方式有内部校正(简称内校)和外部校正(简称外校)两种。内校是指电子天平机械内安装了砝码,该电子天平被称为自动内校天平。外校是指人工外部使用砝码操作校准。两种校准方式虽不同,但操作的规则是一样的。

(四)使用方法

(1)操作界面认识:"ON/OFF"开关键,"TARE"去皮键,"CAL"调校键,"CF"清除键。

(2)关好电子天平门,轻按"ON/OFF"键,指示灯全亮,松开手,电子天平先显示型号,稍后显示为零位,即可开始使用。

(3)轻轻打开电子天平旁门,放入器皿关好门,待稳定后,记下读数或按去皮键清零。

(4)打开电子天平旁门,往器皿上加放称量物品,待稳定后记下读数。

(5)取下器皿和样品,并按去皮键清零,以备再用。如暂时不用,可按开关键关闭电子天平,如长时间不用,应该拔掉电源。

（6）在电子天平的使用记录本上记下称量操作的时间和电子天平状态,并签名。整理好台面之后方可离开。

四、注意事项

（1）电子天平在称量过程中会因为摆放位置不平而产生测量误差,称量精度越高,则误差越大。

（2）电子天平在使用过程中会受到所处环境温度、气流、振动、电磁干扰等因素的影响,因此我们要尽量避免或减少在这些环境下使用。

（3）称取吸湿性、挥发性或腐蚀性物品时,应用称量瓶盖紧后称量,且尽量快速,注意不要将称量物（特别是腐蚀性物品）洒落在称盘或底板上;称量完毕,将称量物及时带离电子天平,并做好称量室的卫生。

（4）同一个实验应使用同一台电子天平进行称量,以免因称量而产生误差。

（5）在开关门、放取称量物时,动作必须轻缓,切不可用力过猛或过快,以免造成电子天平损坏。

（6）对于过热或过冷的称量物,应使其恢复至室温后方可称量。

（7）称量物的总质量不能超过天平的称量范围。在固定质量称量时要特别注意。

（8）所有称量物都必须置于一定的洁净干燥容器（如烧杯、表面皿、称量瓶等）中进行称量。

五、电子天平的维护和保养

（1）电子天平称量室内应保持清洁、整齐、干燥,不得在称量室内洗涤、就餐、吸烟等。

（2）应定期对电子天平的计量性能进行检测,如发现电子天平不合格应立即停用,并送交专业人员修理。电子天平经修理、检定合格后,方可使用。

（3）操作电子天平时不可过载使用,以免损坏电子天平。

（4）应经常清洗秤盘、外壳和风罩,一般用清洁绸布沾少许酒精轻擦,不可用强溶剂。电子天平清洁后,框内应放置无腐蚀性的干燥剂,并定期更换。

（5）电子天平开机后如果发现异常情况,应立即关闭,并对电源、连线、保险丝、开关、移门等做相应的检查。总之,在对电子天平进行维护保养时,操作人员应慎重,以保证设备的完好性。

（6）若长期不用电子天平,应暂时将其收藏,并根据规程加贴停用标签。

模块二

病原微生物学实验

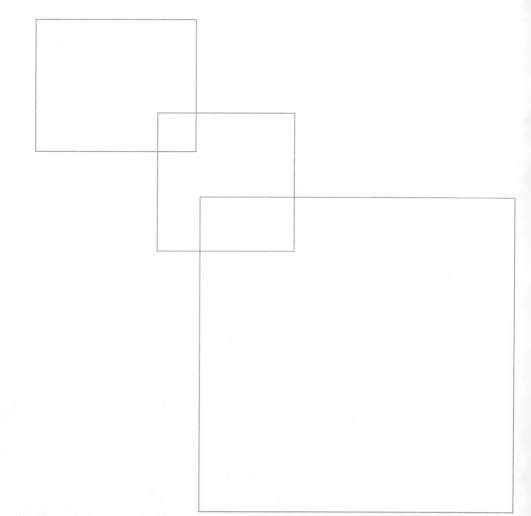

本模块以医院检验科常见的检验项目为例,设计工作过程相同的三个工作情境。每个工作情境根据工作过程设计工作任务,工作任务按照工作过程的时间顺序递进,可以更好地培养学生的检验思维和操作能力。

项目一 尿液标本的细菌学检验

案例：患者，女，尿频、尿急、尿痛3天，伴发热，医生要求对尿液标本进行细菌学检验。

任务一　细菌形态学检查

细菌形态学检查是感染性疾病病原学诊断的重要的基础方法之一，细菌的形态学检查除了能为进一步的鉴定提供参考依据外，还能初步诊断甚至确诊部分感染性疾病，并可以为临床上选用治疗感染性疾病的药物提供依据。

一、任务目标

（1）熟悉微生物的形态学检查方法：革兰染色法和抗酸染色法。
（2）熟悉微生物检验的基础操作技能——显微镜的标准化操作。
（3）通过训练，熟练掌握正确的操作流程理论知识并具备实践能力。
（4）强化实验室操作的安全意识，提升医学生必备的职业素养。

二、任务内容

（1）细菌涂片的制作。
（2）革兰染色法。
（3）抗酸染色法。
（4）油镜检查。

三、实验原理

形态学检查是鉴定细菌的一个重要环节。由于细菌菌体小，呈半透明状，因此染色后才能观察清楚。细菌的染色方法很多，常用的有革兰染色法、抗酸染色法、特殊染色法等。

1. 革兰染色法　这是丹麦细菌学家 Hans Christian Gram 于1884年创立的，是细菌学研究中使用最广泛的一种鉴别染色法。革兰染色法的染色步骤是固定后的标本先用结晶紫染液初染，然后加碘液媒染，再用95%酒精（又称乙醇）脱色，最后用沙黄复染。经革兰染色后，细菌可分为两大类,即不被乙醇脱色仍保留紫色者为革兰阳性菌;被乙醇脱色后复染成红色者为革兰阴性菌。革兰染色法的原理尚未完全阐明,有多种学说,简要介绍如下。

（1）细胞壁通透性学说:G^+菌细胞壁结构比 G^- 菌致密,肽聚糖层厚,脂质含量低,乙醇不易渗入脱色。

（2）化学学说:G^+菌含有大量的核糖核酸盐,与碘、结晶紫牢固结合,使已着色的细菌不被脱色。

（3）等电点学说:G^+菌等电点(pH 2～3)比 G^- 菌等电点(pH 4～5)低,在同一酸碱度的染色环境中,G^+菌比 G^- 菌所带负电荷多,与带正电荷的碱性染料(结晶紫)结合更牢固,不易脱色。

2. 抗酸染色法　结核分枝杆菌等分枝杆菌的结构不同于其他细菌,其细胞壁含有大量脂质,特别是其中的分枝菌酸,不易被水溶性染液着色。一旦经加温着色,分枝菌酸就能与碱性复红结合成牢固的复红-分枝菌酸复合物,呈红色,不易被盐酸乙醇脱色。经亚甲蓝复染仍显红色,而其他细菌及细胞,则均染成蓝色。抗酸染色法可作为分枝杆菌引起疾病的初步诊断方法。

四、实验材料

1. 标本　模拟尿液标本或临床尿路感染患者的尿液。

2. 试剂　革兰染液有结晶紫染液、碘液、95％乙醇、沙黄复染液;抗酸染液有5％苯酚复红染液、3％盐酸乙醇、碱性亚甲蓝染液;香柏油、二甲苯等。

3. 其他器材　普通光学显微镜、酒精灯、接种环、载玻片、玻片夹、吸管、吸水纸、擦镜纸、打火机、消毒缸、记号笔等。

五、操作流程

（一）常规细菌检查

取尿液沉淀物涂片,进行革兰染色,在显微镜油镜下观察细菌形态及染色性,尤其需注意位于细胞内外、形似淋病奈瑟菌的革兰阴性双球菌。其操作流程如图 2-1 所示。

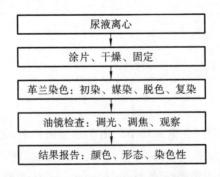

图 2-1　常规细菌的革兰染色检查

详细操作流程如下。

1. 细菌涂片的制作 按无菌操作取材法进行,具体步骤如下。

(1) 涂片:

①右手拿接种环的绝缘胶柄部分,左手持样品试管。

②右手持接种环以15°角放在酒精灯的外焰中烧灼灭菌,直至把金属丝烧红,然后将金属柄部也回旋通过火焰灼烧灭菌。

③用右手小指和手掌的前内缘拔掉左手所持试管的试管塞,并立即将试管口用火焰烧灼灭菌。

④用灭菌后已冷却的接种环伸入试管中取出材料,注意勿使沾有材料的接种环触及试管壁和试管口。

⑤再次灭菌试管口,盖好试管,放回原处。

⑥将接种环上的材料涂于载玻片上,制成直径约1 cm的涂膜。然后将接种环烧灼灭菌。

(2) 干燥:涂片最好在室温中自然干燥。如欲加速干燥,也可把载玻片置于火焰上部的热气中断续地略加烘烤,载玻片距离火焰以10~20 cm为宜,切勿紧靠火焰,以免将涂膜烤焦、使细菌变形,难以检视。

(3) 固定:用玻片夹夹住涂片一端,标本面向上,在火焰上快速地来回通过3次(3~5 s),以载玻片反面触及皮肤不觉过烫为度。此时可杀死大部分细菌,并将其固定于载玻片上,以免其在染色过程中被水冲洗掉。

2. 革兰染色

(1) 初染:在已固定的标本上滴加结晶紫染液1~2滴,以全面覆盖涂膜为度,室温染色1 min。用细流水冲洗,甩去载玻片上积水。

(2) 媒染:滴加媒染剂碘液染1 min,室温染色1 min,用细流水冲洗,甩去载玻片上积水。

(3) 脱色:滴加95%乙醇脱色,轻轻摇动玻片约30 s(直至无紫色液滴下),用细流水冲洗,甩去载玻片上积水。

(4) 复染:滴加沙黄复染液1~2滴,室温染色30 s,用细流水冲洗,吸水纸吸干载玻片上水分。

3. 油镜检查

(1) 放置显微镜:使用油镜时必须将显微镜直立于桌上,镜臂和载物台不要倾斜,以免滴加镜油(香柏油)后镜油流出,影响观察。

(2) 调光:

①先用低倍镜对光。将低倍镜转至镜筒下方与镜筒成一条直线。

②使用油镜检查染色标本时,光亮度宜强,此时应将聚光器升到最高位置,将光圈完全打开。用低倍镜或油镜观察未染色标本时,光亮度要调低,此时应将聚光器下降或缩小光栅。

(3) 观察标本:

①将待观察的标本置于载物台上,用标本推进器固定,并将待检部移位至物镜下。

②先用低倍镜找出标本的范围,然后提高镜筒。在标本的待检部位加一滴镜油,量勿过多,更勿将镜油涂开。

③用油镜头对准油滴,转动粗调螺旋(粗准焦螺旋)使载物台徐徐上升(或使镜筒渐渐下降),直至油镜头浸没在油中。此时眼睛应从侧面观察,以免压碎标本片和损坏镜头。

④然后双眼转移到目镜处,一边从目镜观察,一边反方向缓慢地转动粗调螺旋(下降载物台,或上升镜筒),待看到模糊物象时,再改用细调螺旋(细准焦螺旋)来回转动调节直到所观察

的物象清晰为止。

（4）放回显微镜：观察完毕，转动粗调螺旋将镜筒提起（有的显微镜是载物台下降），取下标本片，用擦镜纸将油镜前端上的镜油擦干净（先用擦镜纸拭去残留的镜油，然后用滴了二甲苯的擦镜纸轻轻擦去沾在镜头上的镜油，最后用干净擦镜纸拭去残留的二甲苯）。

（二）分枝杆菌检查

取尿液沉淀物涂"厚"片，进行抗酸染色，在显微镜油镜下检查有无红色的抗酸杆菌。其操作流程如图 2-2 所示。

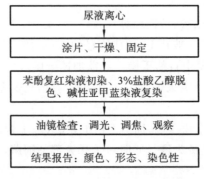

图 2-2　分枝杆菌检查（抗酸染色）

六、结果判定

观察标本的常规细菌检查结果，记录革兰染色后的标本颜色、形态、染色性（表 2-1）。

观察标本的分枝杆菌检查结果，记录抗酸染色的结果，抗酸杆菌呈红色，非抗酸杆菌为蓝色。

取尿液离心沉淀物，经涂片、染色后发现可疑细菌，可发初步报告为"经……染色发现疑似……菌"。

表 2-1　样品革兰染色的检验结果记录

样品编号	
菌体颜色	
菌体形态	
染色性	

七、注意事项

（1）杂菌污染是尿液标本采集和培养中的重要问题，应严格无菌操作。

（2）涂片应薄而均匀，在火焰上干燥和固定时，勿将涂膜烤焦。

（3）脱色是革兰染色法的关键步骤，脱色过度，可使 G^+ 菌被误染为 G^- 菌；脱色不够，则 G^- 菌被误染为 G^+ 菌。脱色时间的长短还与涂片的厚薄有关，一般以涂片薄而均匀为好。G^+

菌和 G⁻菌的染色反应,还受多种因素(如菌龄、染色时间、pH 等)的影响。

(4)显微镜是精密仪器,使用时要注意爱护,切勿随意拆卸和碰撞。

八、讨论与思考

(1)细菌染色前,为什么必须进行固定?

(2)在革兰染色过程中,哪个步骤对染色结果影响最显著?为什么?

(3)显微镜使用的操作步骤是什么?

任务二 细菌菌落计数

清洁中段尿及导尿的尿液标本难以避免被尿道内细菌污染,需要对其进行细菌计数,并对培养的细菌数量及种类进行正确的评价,才能有效指导临床合理治疗。尿液标本菌落计数方法有直接划线法和倾注平板法两种,前者较为常用。

一、任务目标

(1)掌握尿液标本菌落计数方法——直接划线法和倾注平板法。

(2)熟悉微生物检验的基础操作技能——培养基的配制和灭菌。

(3)通过训练,熟练掌握正确的操作流程理论知识并具备实践能力。

(4)强化实验室操作的安全意识,提升医学生必备的职业素养。

二、任务内容

(1)培养基的配制和灭菌。

(2)平板直接划线法培养计数。

(3)倾注平板法培养计数。

三、实验原理

培养基是为人工培养微生物而制备的,提供适合微生物生长、繁殖或积累代谢产物的营养基质。培养基的基本成分有蛋白胨、氨基酸、糖类、盐和水分。培养基除含有营养成分外,还要调节到适当的酸碱度(pH 7.4～7.6),经灭菌后使用。常用的培养基有基础培养基、营养培养基、鉴别培养基、选择培养基和厌氧培养基等。基础培养基中含有大多数常见菌生长繁殖所需要的营养物质,并可制成液体、半固体、固体三种不同的性状以供选用。

将清洁中段尿及导尿的尿液标本直接划线于血琼脂平板或倾注到普通琼脂培养基中培养,可以进行细菌计数。

四、实验材料

1. 标本 模拟尿液标本或临床尿路感染患者的尿液。

2. 试剂 营养琼脂、营养肉汤、血琼脂平板。

3. 其他器材 高压蒸汽灭菌器、生物安全柜、生化培养箱、酒精灯、接种环、培养皿、试管、锥形瓶、打火机、消毒缸、记号笔等。

五、操作流程

(一)直接划线法

尿液标本细菌菌落计数的直接划线法操作流程如图 2-3 所示。

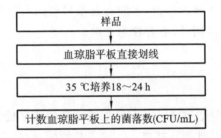

图 2-3 细菌菌落计数的直接划线法操作流程

具体操作流程如下。

(1)用 1 μL 或 10 μL 的定量接种环蘸取混匀的尿液或用无菌的 5 μL 微量移液器吸取尿液,在血琼脂平板上做连续密集划线接种。

(2)35 ℃生化培养箱培养 18～24 h,计数平板上的菌落数,最终算出每毫升尿液中细菌数(CFU/mL)。

(二)倾注平板法

尿液标本细菌菌落计数的倾注平板法操作流程如图 2-4 所示。

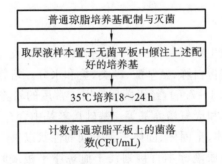

图 2-4 细菌菌落计数的倾注平板法操作流程

具体操作流程如下。

1. 普通琼脂培养基的配制与灭菌　普通琼脂培养基是常用的固体培养基,包括普通琼脂平板和普通琼脂斜面两种,前者用于分离纯种细菌,后者用于增生纯种细菌或保存菌种。

称取牛肉膏 3.0～5.0 g、氯化钠 5.0 g、蛋白胨 10.0 g、琼脂 20.0～30.0 g,加水 1000 mL,加热溶化,放凉。用精密 pH 试纸测酸碱度,用 1 mol/L 氢氧化钠调整 pH 为 7.2 左右,偏碱时用 10% 乙酸校正。分装于试管或三角瓶中,121 ℃ 高压蒸汽灭菌 15～21 min。

或根据说明书,直接称取商品化的琼脂干粉,加水加热溶解,分装于试管或三角瓶中,121 ℃ 高压蒸汽灭菌 15～21 min。

2. 倾注平板　取 0.1 mL 尿液标本用 9.9 mL 无菌生理盐水稀释后,取 1 mL 置于无菌平板中,加入上述配制的、灭菌后冷却至 50 ℃ 的普通琼脂培养基,立即混匀,凝固后于 35 ℃ 生化培养箱中培养 18～24 h,计数平板上的菌落数,乘以 100 即为每毫升尿液中细菌数(CFU/mL)。

六、结果判定

记录尿液标本的菌落数,评估尿液标本细菌污染的情况,指导临床合理治疗。对于清洁中段尿的培养结果,当菌落数<5×10⁴ CFU/mL 时无意义,仅报告菌落数及革兰染色性,并注明是纯培养物或是混合菌生长结果;当菌落数为(5～10)×10⁴ CFU/mL 时,纯培养物有意义,混合菌生长无意义;当某种菌的菌落数>10×10⁴ CFU/mL 时,纯培养物或混合菌生长有意义,但若有 4 种及以上细菌生长则无意义,报告标本污染。对于导尿的尿液标本培养结果,当菌落数>10³ CFU/mL 时,有 3 种以内细菌生长则有意义,需对 2 种主要生长菌进行细菌鉴定和药敏试验,有 4 种及以上细菌生长无意义。对于膀胱穿刺的尿液标本,培养出任意数量的细菌均有意义。

无明确意义的阳性培养结果报告为"菌落数、革兰染色性,纯培养物或是混合菌生长";有意义的阳性培养结果需要进一步进行细菌分离培养鉴定。若培养 48 h,仍无细菌生长,可报告"48 h 培养无细菌生长"。

七、注意事项

(1)接种时严格按无菌要求操作,以免被环境中的杂菌污染。

(2)进行琼脂平板划线时,要求划线密集而又不重叠,否则会影响单个菌落的形成。

(3)在接种过程中,不要对着培养基说话、咳嗽,以避免空气中的细菌落在平板上。

(4)影响菌落计数结果的因素较多,如抗菌药物的使用、输液、使用利尿剂、尿液的 pH 变化和细菌种类等。若怀疑尿路感染患者的中段尿的多次菌落计数结果均低于判断标准,应与临床医生沟通。

八、讨论与思考

(1)制备培养基的注意事项是什么?

(2)无菌操作有何意义?在接种细菌时应如何注意无菌操作?

(3)高压蒸汽灭菌器的操作步骤是什么?

（4）对于中段尿和导尿的尿液标本进行菌落计数有什么意义？

任务三　尿液细菌的分离培养与鉴定

当任务二报告有意义的阳性培养结果时,需要进一步进行细菌分离培养与鉴定。

一、任务目标

（1）掌握尿液标本的细菌分离培养与鉴定的原理。
（2）熟悉尿液标本中常见的病原体。
（3）训练从操作流程的理论学习转化成具备实际操作的动手能力。
（4）形成质量第一的意识和注意实验室安全的职业素养。

二、任务内容

（1）平板划线分离培养。
（2）细菌形态学检查。
（3）细菌生化鉴定。

三、实验原理

临床的尿液标本,常混杂有多种细菌,要从中找出病原菌,就必须通过平板划线法,将微生物样品在固体培养基表面多次做"由点到线"稀释而达到分离的目的。有了纯种的细菌,再根据细菌的生理、生化特性进一步进行鉴定。

四、实验材料

1. 标本　模拟尿液标本或临床尿路感染患者的尿液。

2. 培养基　血琼脂平板、巧克力琼脂平板、麦康凯琼脂平板（MAC）、KIA、MIU、6.5%氯化钠肉汤、各种发酵管及常用细菌鉴定用生化管等。

3. 试剂　革兰染液有结晶紫染液、碘液、95%乙醇、沙黄复染液;无菌生理盐水、3%过氧化氢溶液、氧化酶试剂、诊断血清、新鲜人或兔血浆及常见细菌生化鉴定试剂、香柏油、二甲苯等。

4. 其他器材　高压蒸汽灭菌器、生物安全柜、生化培养箱、普通光学显微镜、酒精灯、接种环、培养皿、试管、锥形瓶、载玻片、玻片夹、吸管、吸水纸、擦镜纸、打火机、消毒缸、记号笔等。

五、操作流程

根据不同的检验目的,尿液细菌的分离培养采用不同的培养基和培养条件。本任务介绍普通细菌的分离培养与鉴定。其操作流程如图 2-5 所示。

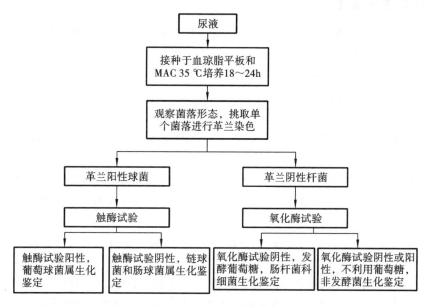

图 2-5　细菌的分离培养与鉴定操作流程

具体操作流程如下。

（一）分离培养——平板分区划线法

将尿液标本离心,取沉淀物接种于血琼脂平板和 MAC 上,步骤如下。

1. 标记　在平板底部用记号笔写上样品编号。

2. 取菌　右手持接种环(执笔式)伸入红外线灭菌器腔内 6～8 s,外移接种环,离开红外线灭菌器,待冷却后挑取少许标本。

3. 划线　左手持血琼脂平板适当倾斜,用拇指打开皿盖,使其与皿底间分开 2～3 cm 宽的缝隙,右手持取标本的接种环深入皿内,先将细菌标本在培养基一角涂成薄膜,并以此为起点,使接种环与接种平板面成 30°～40°角,以腕力在平板表面进行连续不重叠划线,作为第一区,其范围不能超过平板的 1/4;灭菌接种环,待其冷却后,转动平板至适合操作的位置(各区的交角应为 120°左右,以便充分利用整个平板的面积),将接种环通过第一区 3～4 次,连续不重叠划线,作为第二区。同法依次划完第三区、第四区,第四区切勿重新接触第一区、第二区。注意每区的划线须有数条线与上区交叉接触,每区划线间需保持一定距离,线条要密而不重复;划第三至第四区间时可不灭菌接种环。

4. 培养　划线完毕,盖好皿盖,倒置放入 35 ℃生化培养箱中培养 18～24 h,观察有无细菌生长。

（二）细菌菌落形态观察和革兰染色

若有细菌生长,根据菌落特征、革兰染色镜检结果及种类多少进行判定和进一步的细菌学鉴定。革兰染色法操作步骤同任务一。

（三）细菌生化鉴定

若为革兰阳性球菌,则按球菌进行生化鉴定。若为革兰阴性杆菌,氧化酶试验阴性并发酵葡萄糖,则参照肠杆菌科细菌进行生化鉴定。细菌的生化鉴定可以选择生化鉴定试验或直接用商品化的生化鉴定系统进行。

1. 革兰阳性球菌的生化鉴定

（1）触酶试验:

①原理:有些细菌具有过氧化氢酶,能分解过氧化氢,释放出初生态氧,形成氧分子而出现气泡。

②方法:挑起固体培养基上的待检单菌落,置于洁净的试管内或载玻片上,滴加 3% 的过氧化氢溶液 1～2 滴,30 s 内观察触酶试验结果。葡萄球菌属细菌触酶试验阳性,链球菌属和肠球菌属细菌触酶试验阴性。

根据触酶试验结果进行葡萄球菌属、链球菌属、肠球菌属细菌的下一步鉴定。

（2）血浆凝固酶试验:

①原理:致病性葡萄球菌可产生两种凝固酶。一种是与细胞壁结合的结合型凝固酶,称为结合凝固酶或凝聚因子。致病性葡萄球菌的表面有纤维蛋白原的特异性受体,当细菌混悬于人或兔血浆中时,纤维蛋白原与特异性受体两者交联而使细菌凝聚,玻片法阳性就是这种凝聚因子所致。另一种是分泌至菌体外的凝固酶,称为游离型凝固酶,作用类似于凝血酶原物质,可被人或兔血浆中的协同因子激活变为凝血酶样物质,使液态的纤维蛋白原变为固态的纤维蛋白,从而使血浆凝固。试管法可同时测定结合型和游离型凝固酶。

②方法:血浆凝固酶试验的方法主要有以下两种。

a. 玻片法:在洁净的载玻片两端分别滴一滴生理盐水,用接种环挑取待检菌制成浓的菌悬液,然后在其中一侧加入新鲜的 EDTA 抗凝兔血浆,5～10 s 内观察结果。如滴加 EDTA 抗凝兔血浆一侧出现明显的凝聚颗粒,生理盐水一侧无凝聚颗粒则为血浆凝固酶试验阳性。

b. 试管法:将新鲜的 EDTA 抗凝兔血浆 0.5 mL 加于试管中,取待检菌与其混合(设立阳性和阴性对照),充分研磨混匀使菌悬液呈牛奶样混浊,置于 35 ℃水浴 4 h,观察结果,试管内菌悬液凝固成胶冻状为阳性,不凝固仍然流动者初步判断为阴性,应继续放置室温中过夜后观察,仍不凝固者为阴性。金黄色葡萄球菌采用凝固酶试验的两种方法鉴定时结果皆为阳性。

（3）耐热核酸酶试验:

①原理:某些细菌产生耐热核酸酶,可使长链 DNA 水解成几个单核苷酸组成的寡核苷酸链。因为长链 DNA 可被酸沉淀,而水解后形成的寡核苷酸可溶于酸,所以当菌落平板上加入盐酸后,菌落周围可形成透明环。

②方法:取溶化好的甲苯胺蓝 DNA 琼脂 3 mL 均匀浇在载玻片上,待琼脂凝固后打上 6～8 个孔径为 2～5 mm 的小孔,各孔分别加 1 滴经沸水浴 3 min 处理过的待检菌和阳性、阴性对照培养物,35 ℃培养 3 h,观察有无粉红色圈及其大小。出现粉红色圈的为阳性。金黄色葡萄球菌耐热核酸酶试验呈阳性,表皮葡萄球菌和腐生葡萄球菌耐热核酸酶试验呈阴性。

（4）CAMP 试验:

①原理:B 群链球菌能产生 CAMP 因子,可促进金黄色葡萄球菌 β-溶血素的表达。在血琼脂平板上两种细菌交界处溶血能力增强,形成箭头状的溶血区。

②方法:在血琼脂平板上,先用金黄色葡萄球菌接种一条横线,再用待检菌做垂直划线接

种,两条线不能相交且相距 3～4 mm。35 ℃培养 18～24 h 后观察结果。同时接种阳性对照(B 群链球菌)和阴性对照(A 群或 D 群链球菌)菌株。接种线之间出现箭头状透明溶血区为阳性。B 群链球菌 CAMP 试验呈阳性,其他链球菌 CAMP 试验呈阴性。

(5) 胆汁溶菌试验:

①原理:胆汁或胆盐可溶解肺炎链球菌,可能是由于胆汁降低肺炎链球菌细胞膜表面的张力而使细胞膜破损或使菌体裂解;或者是由于胆汁加速了肺炎链球菌本身的自溶过程,促使肺炎链球菌发生自溶。

②方法:主要有平板法和试管法。

a. 平板法:用接种环取 100 g/L 去氧胆酸钠溶液,滴加于待检菌的菌落上,在 35 ℃大气环境中培养 30 min 后观察结果。菌落消失判为阳性。

b. 试管法:待检菌培养物 2 支,各 1 mL,分别加入 20 g/L 去氧胆酸钠溶液和生理盐水(对照管)0.1 mL,摇匀后置于 35 ℃水浴 30 min,观察结果。加胆盐的培养物变透明,而对照管仍混浊判为阳性。

(6) 胆汁-七叶苷试验:

①原理:某些细菌可将七叶苷分解成葡萄糖和七叶素,七叶素与培养基中枸橼酸铁的二价铁离子发生反应,生成黑色的化合物,使培养基呈黑色。

②方法:取待检菌 1～2 个菌落接种在胆汁-七叶苷琼脂培养基上,35 ℃培养 24～48 h 后观察结果。阳性者培养基呈棕黑色,不变色者为阴性。肠球菌呈阳性,D 群链球菌呈阴性。

(7) 6.5%NaCl 生长试验:

①原理:某些细菌可以在高盐环境中耐受生长。肠球菌能生长。

②方法:将待检菌接种于 6.5%NaCl 肉汤培养基中,在 35 ℃大气环境中培养 18～24 h。观察结果。细菌生长且使培养基变为黄色为阳性,细菌不生长为阴性。肠球菌呈阳性,D 群链球菌呈阴性。

2. 革兰阴性杆菌的生化鉴定

(1) 氧化酶试验:

①原理:具有氧化酶的细菌可氧化细胞色素 C,氧化型细胞色素 C 将盐酸二甲基对苯二胺或盐酸四甲基对苯二胺氧化成红色或蓝色化合物。

②方法:用滤纸条蘸取待检菌落少许,用滴管吸取氧化酶试剂,滴加于滤纸条菌落上(或直接将试剂滴加于培养皿菌落上)。脑膜炎奈瑟菌、铜绿假单胞菌呈阳性,肠杆菌科细菌皆呈阴性。

(2) 糖发酵试验:

①原理:不同的细菌含有不同的酶,故对各种糖类的代谢能力也各不相同,有的能分解多种糖类,有的仅能分解一两种,还有的不能分解。不同的细菌分解糖类后的终末产物也不一致,有的产酸、产气,有的仅产酸,因而可用来鉴别细菌。

②方法:将待检菌分别接种于葡萄糖、乳糖发酵管中,35 ℃培养 18～24 h,观察结果。不分解糖:培养基颜色与接种前相比无变化。分解糖产酸不产气:培养基中的指示剂(如溴甲酚紫)由紫色变为黄色。分解糖产酸产气:除培养基中的指示剂颜色发生变化外,液体培养基的试管中还有气泡产生。

(3) 葡萄糖氧化发酵试验(O-F 试验):

①原理:细菌在分解葡萄糖的过程中,必须有氧分子参加的称为氧化型细菌。氧化型细菌

在无氧环境中不能分解葡萄糖。细菌在分解葡萄糖的过程中,可以进行无氧降解的称为发酵型细菌。发酵型细菌在有氧或无氧的环境中都能分解葡萄糖。不分解葡萄糖的细菌称为产碱型细菌。利用此实验可区分细菌的代谢类型。

②方法:将待检菌同时接种于两支 Hugh-Leifson 培养基,其中一支培养基滴加无菌的液体石蜡,高度不少于 1 cm,35 ℃培养 24～48 h,观察结果。培养基变黄表示细菌分解葡萄糖产酸。两支培养基均无变化提示待检菌为产碱型细菌或不分解糖型细菌;两支培养基均产酸变黄为发酵型细菌;若仅不加液体石蜡的培养基产酸变黄为氧化型细菌。

(4)甲基红试验(MR 试验):

①原理:有些细菌分解葡萄糖产生丙酮酸,丙酮酸可进一步分解为甲酸、乙酸等酸性物质,使培养基的 pH 降至 4.5 以下,加入甲基红指示剂后呈紫红色(阳性)。有些细菌分解葡萄糖产生酸可进一步转化为醇、酮等非酸性物质,培养基的 pH 仍在 6.2 以上,加入甲基红指示剂后呈橘黄色(阴性)。

②方法:将待检菌接种于葡萄糖蛋白胨水培养基中,于 35 ℃培养 18～24 h,加入甲基红指示剂 2～3 滴,立即观察结果。紫红色为阳性,橘黄色为阴性。

(5)V-P 试验:

①原理:有些细菌在代谢过程中分解葡萄糖产生丙酮酸,丙酮酸进一步分解为乙酰甲基甲醇,后者在碱性环境中被氧化为二乙酰,进而与蛋白胨中的精氨酸所含的胍基起作用,生成红色的化合物,为 V-P 试验阳性。

②方法:将待检菌接种于葡萄糖蛋白胨水培养基中,35 ℃培养 18～24 h,加入 V-P 试验甲液和乙液各 1 滴,充分摇匀试管,观察结果。立即或在数分钟内出现红色反应者为阳性。无红色反应出现且于 35 ℃培养 18～24 h 后仍无变化者为阴性。

(6)吲哚试验(靛基质试验):

①原理:有些细菌具有色氨酸酶,能分解蛋白胨水中的色氨酸生成吲哚,与吲哚试剂(对二甲氨基苯甲醛)形成红色的玫瑰吲哚。

②方法:将待检菌接种于蛋白胨水培养基中,于 35 ℃培养 18～24 h,加入吲哚试剂 2～3 滴,观察结果。出现玫瑰红色为吲哚试验阳性,无色则为阴性。

(7)苯丙氨酸脱氨酶试验:

①原理:有些细菌可产生苯丙氨酸脱氨酶,使苯丙氨酸脱氨生成苯丙酮酸,加入三氯化铁试剂与苯丙酮酸螯合后形成绿色化合物。

②方法:将待检菌接种于苯丙氨酸培养基中,于 35 ℃培养 18～24 h,滴加 10％的三氯化铁试剂 3～5 滴,观察结果。出现绿色为阳性。

(8)氨基酸脱羧酶试验:

①原理:某些细菌具有氨基酸脱羧酶,可分解氨基酸,生成胺和二氧化碳,并使培养基呈碱性,使指示剂发生颜色变化。

②方法:将待检菌接种于氨基酸脱羧酶培养基和对照管培养基中,并加入无菌液体石蜡,35 ℃培养 1～2 天,观察结果。对照管在培养 18～24 h 后应呈黄色,氨基酸测定管由浅紫红色变紫色(指示剂为溴甲酚紫)或由绿色变蓝色(指示剂为溴麝香草酚蓝)为阳性,黄色为阴性。若对照管为阳性(紫色或蓝色),则所有氨基酸脱羧酶试验皆无效,无法判定。

(9)尿素酶试验:

①原理:具有尿素酶的细菌能分解尿素产生大量的氨,使培养基呈碱性,酚红指示剂变为

红色。

②方法:将待检菌接种于尿素培养基中,35 ℃培养 18～24 h,观察结果。培养基变红为阳性,反之则为阴性。

(10) 硝酸盐还原试验:

①原理:某些细菌能还原培养基中的硝酸盐,生成亚硝酸盐、氨和氮。亚硝酸盐与乙酸发生反应生成亚硝酸,亚硝酸与对氨基苯磺酸发生反应,然后与 α-萘胺结合为红色化合物。

②方法:将待检菌接种于硝酸盐培养基中,35 ℃培养 1～2 天,加入硝酸盐还原试剂甲液和乙液的等量混合液 0.1 mL,立即观察结果。阳性反应立刻或于 10 min 内呈红色,阴性反应则不变色。

(11) 枸橼酸盐或柠檬酸盐利用试验:

①原理:有些细菌可在枸橼酸盐(柠檬酸盐)培养基上生长,可以柠檬酸盐作为唯一碳源,利用铵盐作为唯一氮源,分解后生成碳酸盐钠和氨,使培养基变碱。指示剂溴麝香草酚蓝由绿色变为深蓝色,为柠檬酸盐利用试验阳性。若细菌不能利用柠檬酸盐,则细菌不能生长,培养基不变色(绿色)。

②方法:将待检菌接种于枸橼酸盐或柠檬酸盐培养基中,35 ℃培养 18～24 h,观察结果。若有菌苔出现,培养基由原来的淡绿色变成深蓝色为阳性;细菌不能生长,培养基不变色(仍为绿色),为柠檬酸盐利用试验阴性。

(12) 克氏双糖铁培养基(KIA)接种:

①原理:克氏双糖铁培养基用酚红做指示剂,在酸性时呈黄色,碱性时呈红色。细菌若能发酵乳糖和葡萄糖而产酸、产气,则斜面与底层均呈黄色,且有气泡。若只发酵葡萄糖而不发酵乳糖,因葡萄糖含量较少(占乳糖量的 1/10),斜面所生成的少量酸可因接触空气而氧化挥发,从而使斜面部分保持原来的红色;底层由于处在相对缺氧状态下,细菌发酵葡萄糖所生成的酸类物质不被氧化挥发而仍保持黄色。若细菌分解蛋白质产生硫化氢,则与硫化亚铁作用生成黑色的硫化铁,使培养基变黑。

②方法:将待检菌接种于克氏双糖铁培养基(底层穿刺,上层斜面划线)中,35 ℃培养 18～24 h,观察结果。如待检菌发酵乳糖和葡萄糖产酸、产气,则上层和底层均呈黄色且有气泡产生;如待检菌只发酵葡萄糖而不发酵乳糖,则底层变黄,上层仍为红色;如底层变黑,说明该菌能产生硫化氢,生成黑色的硫化铁沉淀。

(13) 动力、吲哚及脲酶(MIU)复合试验:

①原理:培养基为含尿素、蛋白胨成分的半固体培养基,指示剂为酚红。可同时检测细菌是否具有色氨酸酶、脲酶和动力。

②方法:将待检菌垂直穿刺接种于 MIU 培养基,35 ℃培养 18～24 h,先观察动力和脲酶反应后,再滴加吲哚试剂,观察结果。

六、结果判定

记录标本平板的生长现象和菌落特征,记录革兰染色后的标本颜色、形态、染色性,记录生化鉴定结果,根据生化鉴定结果判定尿液中常见的病原体。

尿路感染中常见的病原体有革兰阳性球菌(金黄色葡萄球菌、表皮葡萄球菌、肠球菌、化脓性链球菌、厌氧链球菌),革兰阳性杆菌(结核分枝杆菌),革兰阴性球菌(淋病奈瑟菌),革兰阴性杆菌(大肠埃希菌、变形杆菌、不动杆菌、产气肠杆菌、肺炎克雷伯菌、铜绿假单胞菌、沙门菌)及其他(支原体、衣原体、念珠菌)。

七、注意事项

(1) 杂菌污染是尿液标本采集和培养中常见的重要问题,应严格无菌操作。

(2) 尿液是细菌的良好生长环境,采集后应立即送检。

八、讨论与思考

尿路感染的常见病原体有哪些?

任务四　药物敏感试验——纸片扩散法

当任务三中的尿液标本检出有致病意义的细菌时,须做药物敏感试验。

一、任务目标

(1) 掌握药物敏感试验(简称药敏试验)——纸片扩散法的原理。

(2) 训练从操作流程的理论学习转化成具备实际操作的动手能力。

(3) 形成质量第一的意识和注意实验室安全的职业素养。

二、任务内容

(1) 平板制备。

(2) 菌液准备。

(3) 纸片扩散法。

三、实验原理

将含有定量抗菌药物的纸片贴在已接种待检菌的琼脂平板上,纸片中的药物在吸收琼脂中的水分后溶解,不断向纸片周围扩散形成递减的梯度浓度。在纸片周围抑菌浓度范围内待检菌的生长被抑制,从而形成无菌生长的透明抑菌圈。抑菌圈的大小反映待检菌对测定药物的敏感程度,并与该药物对待检菌的最低抑菌浓度(MIC)呈负相关。

四、实验材料

1. 菌种　待检菌和质控菌株大肠杆菌 ATCC25922。

2. 培养基　水解酪蛋白(M-H)琼脂平板。

3. 试剂及器材 生物安全柜、生化培养箱、商品药敏纸片（氨苄西林、阿莫西林、头孢噻吩、头孢噻肟、青霉素、克林霉素、庆大霉素、萘啶酸、环丙沙星、四环素、利福平、复方新诺明）、0.5麦氏比浊管、无菌生理盐水、无菌试管、酒精灯、接种环、无菌棉签、镊子、刻度尺、打火机、消毒缸、记号笔等。

五、操作流程

（一）平板制备

购买商品化的 M-H 琼脂平板，或将 M-H 琼脂干粉按说明书配制，具体方法参考项目一任务二的相关内容。

（二）菌液准备

挑取培养 16～24 h 的血琼脂平板上 4～5 个菌落于无菌生理盐水中，校正其浊度于 0.5 麦氏比浊管标准。

（三）纸片扩散法

1. 接种 用无菌棉签蘸取菌液，在无菌试管内壁将多余菌液旋转挤去后，在 M-H 琼脂平板表面均匀涂抹，反复几次，每次将 M-H 琼脂平板旋转 60°，最后沿周边绕两圈，保证涂抹均匀。

2. 贴抗菌药物纸片（药敏纸片） M-H 琼脂平板在室温下干燥 3～5 min，用无菌镊子将药敏纸片紧贴于 M-H 琼脂平板表面，一次贴好，不可再移动纸片。每个直径 9 cm 的 M-H 琼脂平板最多贴 5 张纸片，各纸片中心距离大于 24 mm，纸片中心距离平板边缘不少于 15 mm。在菌液接种后 15 min 内贴完纸片。

3. 孵育 将 M-H 琼脂平板反转，35 ℃孵育 16～18 h 后，用游标卡尺量取抑菌圈直径。

4. 质控 质控菌株大肠杆菌 ATCC25922 的药敏试验结果必须与待检菌株同时记录和报告。质控菌株的抑菌圈直径应处于预期范围内。参考 NCCLS 手册。

六、结果判定

药敏试验的结果，应按抑菌圈直径大小作为判定敏感度高低的标准。具体对于不同的菌株，以及不同的抗菌药物纸片需参照 NCCLS 的标准或者 CLSI 标准。敏感（S）是指所分离的菌株能被使用推荐剂量的抗菌药物在感染部位通常可达到的浓度所抑制。耐药（R）是指所分离的菌株不被常规剂量的抗菌药物在感染部位可达到的浓度所抑制。中介（I）是指抗菌药物最低抑菌浓度（MIC）接近血液和组织中通常可达到的浓度，疗效低于敏感菌株。

七、注意事项

（1）使用 M-H 琼脂平板前应在 37 ℃培养箱烘干平皿表面水滴。

（2）药敏纸片长期储存时应置于−20 ℃环境下。过期纸片不能使用，应弃去。

（3）贴药敏纸片时，每取一种药敏纸片必须烧灼镊子尖端，以避免药敏纸片之间相互混淆。

（4）培养基的质量、药敏纸片的质量、接种菌量、实验操作质量、孵育条件、抑菌圈测量工具的精度和质控菌株本身的药敏特性等均能影响药敏试验结果的准确性。

八、讨论与思考

影响药敏试验——纸片扩散法的因素有哪些？如何进行质量控制？

项目二

脓液标本的细菌学检验

案例:患者,女,皮肤疖肿,发热,医生要求对脓液标本进行细菌形态学检查。

任务一　细菌形态学检查

细菌形态学检查是感染性疾病病原学诊断的重要的基础方法之一,细菌的形态学检查除了能为进一步的鉴定提供参考依据外,还能初步诊断甚至确诊部分感染性疾病,并可以为临床上选用治疗感染性疾病的药物提供依据。

一、任务目标

(1)掌握微生物的形态学检查方法——革兰染色法和抗酸染色法的原理。
(2)掌握微生物检测的基础操作技能——显微镜的标准化操作。
(3)通过训练,熟练掌握正确的操作流程理论知识并具备实践能力。
(4)强化实验室操作的安全意识,提升医学生必备的职业素养。

二、任务内容

(1)细菌涂片的制作。
(2)革兰染色法。
(3)抗酸染色法。
(4)油镜检查。

三、实验原理

同项目一中的任务一。

四、实验材料

1. 标本　模拟脓液标本或患者脓液。

2．试剂 革兰染液有结晶紫染液、碘液、95％乙醇、沙黄复染液；抗酸染液有5％苯酚复红染液、3％盐酸乙醇、碱性亚甲蓝染液；香柏油、二甲苯等。

3．其他器材 普通光学显微镜、酒精灯、接种环、载玻片、玻片夹、吸管、吸水纸、擦镜纸、打火机、消毒缸、记号笔等。

五、操作流程

将脓液直接涂片或标本经 3000 r/min 离心 15 min 后，取沉淀物涂片，进行革兰染色和抗酸染色，在显微镜油镜下观察细菌形态及染色性。详细操作流程同项目一任务一。

六、结果判定

观察标本的检查结果，记录革兰染色和抗酸染色的结果。根据结果，镜检时未发现细菌，初步报告为"直接涂片，未找到细菌"。或初步报告为"找到革兰×性×菌，形似××菌"。

七、注意事项

（1）尽量在使用抗菌药物前采集标本。
（2）严格进行无菌操作，避免污染。

任务二　脓液标本的分离培养与鉴定

当任务一报告发现找到革兰×性×菌、形似××菌时，则需要进一步进行细菌的分离培养与鉴定。

一、任务目标

（1）掌握脓液标本的细菌分离培养与鉴定的原理。
（2）熟悉脓液标本中常见的病原体。
（3）训练从操作流程的理论学习转化成具备实际操作的动手能力。
（4）形成质量第一的意识和注意实验室安全的职业素养。

二、任务内容

（1）平板划线法分离培养。
（2）细菌的形态学检查。
（3）细菌的生化鉴定。

三、实验原理

对于临床的脓液标本,要从其中找出病原菌,就必须通过平板划线法,将微生物样品在固体培养基表面多次做"由点到线"稀释而达到分离的目的。有了纯种的细菌,再根据菌落形态、革兰染色、氧化酶试验等初步鉴定,最后选择相应的生化反应进行菌种鉴定。

四、实验材料

1. 标本 模拟脓液标本。

2. 培养基 硫酸镁葡萄糖酚红肉汤,胆汁葡萄糖肉汤,硫乙醇酸钠肉汤或血培养瓶,血琼脂平板、巧克力琼脂平板、麦康凯琼脂平板(MAC),常见细菌鉴定用生化管等。

3. 试剂 革兰染液有结晶紫染液、碘液、95%乙醇、沙黄复染液;无菌生理盐水,触酶试剂,氧化酶试剂,新鲜人或兔血浆及常见细菌生化鉴定试剂,香柏油、二甲苯等。

4. 其他器材 生物安全柜、生化培养箱、普通光学显微镜、酒精灯、接种环、培养皿、试管、锥形瓶、载玻片、玻片夹、吸管、吸水纸、擦镜纸、打火机、消毒缸、记号笔等。

五、操作流程

本任务介绍普通细菌的培养。普通细菌的培养包括直接培养和增菌后培养。
具体操作流程如下。

(一) 直接培养

将脓液标本接种于血琼脂平板,35 ℃培养 18~24 h,观察有无细菌生长。

(二) 增菌后培养

在脓液量较少的情况下,可先加入等量无菌肉汤,混匀,35 ℃增菌培养 18~24 h 后划线分离培养。

(三) 细菌菌落的形态观察和革兰染色

若有细菌生长,根据菌落特征、革兰染色镜检结果及种类多少进行判定和进一步的细菌学鉴定。革兰染色法和抗酸染色法同项目一中的任务一。

(四) 细菌生化鉴定

若为革兰阳性球菌,则按球菌进行生化鉴定。若为革兰阴性杆菌,氧化酶试验呈阴性并发酵葡萄糖,则参照肠杆菌科细菌进行生化鉴定。细菌的生化鉴定可以选择生化鉴定试验或直接用商品化的生化鉴定系统进行(同项目一中的任务三)。

六、结果判定

记录标本平板的生长现象和菌落特征,记录革兰染色后的标本颜色、形态、染色性,记录生化鉴定结果,根据生化鉴定结果判定脓液中常见的病原体。

脓液中常见的病原体有革兰阳性球菌(葡萄球菌、链球菌、肠球菌、破伤风梭菌等),革兰阴性杆菌(大肠埃希菌、变形杆菌、不动杆菌、产气肠杆菌、肺炎克雷伯菌、铜绿假单胞菌、沙门菌等)。

七、注意事项

应严格进行无菌操作,避免污染。

八、讨论与思考

脓液标本的常见病原体有哪些?

任务三 药物敏感试验——E试验法

当任务二的脓液标本中检出有致病意义的细菌时,须做药物敏感试验,本任务介绍药物敏感试验的另一种方法——E试验法。

一、任务目标

(1)掌握药物敏感试验——E试验法的原理。
(2)通过训练,熟练掌握正确的操作流程理论知识并具备实践能力。
(3)强化实验室操作的安全意识,提升医学生必备的职业素养。

二、任务内容

(1)平板制备。
(2)菌液准备。
(3)E试验法。

三、实验原理

E试验试条是一条宽5 mm、长50 mm,内含有干化、稳定的、由高到低呈指数梯度分布的一种抗菌药物的商品化塑料试剂条,试条上面用数字标出所含抗菌药物的浓度刻度。E试验结合了稀释法和扩散法的原理和特点,具有操作简便、可以直接定量测出抗菌药物对待检菌的最低抑菌浓度、结果准确、重复性好等优点。

四、实验材料

1. 菌种 待检菌和质控菌株金黄色葡萄球菌。

2. 培养基 水解酪蛋白(M-H)琼脂平板。

3. 试剂及器材 生物安全柜、生化培养箱、E试验试条、0.5麦氏比浊管、无菌生理盐水、无菌试管、酒精灯、接种环、无菌棉签、镊子、刻度尺、打火机、消毒缸、记号笔等。

五、操作流程

（一）平板制备

购买商品化的M-H琼脂平板,或将M-H琼脂干粉按说明书配制,具体方法参考项目一中的任务二。

（二）菌液准备

挑取血琼脂平板上培养16～24 h的4～5个菌落于无菌生理盐水中,校正其浊度于0.5麦氏比浊管标准。

（三）E试验法

1. 接种 用无菌棉签蘸取菌液,在无菌试管内壁将多余菌液旋转挤去后,在M-H琼脂平板表面均匀涂抹,反复几次,每次将M-H琼脂平板旋转60 °,最后沿周边绕两圈,保证涂抹均匀。

2. 贴E试验试条 M-H琼脂平板在室温下干燥3～5 min,用无菌镊子将E试验试条紧贴于M-H琼脂平板表面,一次贴好,不可再移动试条。每个直径14 cm的M-H琼脂平板可放置6条E试验试条,每个直径9 cm的平板最多贴2条。

3. 孵育 将M-H琼脂平板反转,35 ℃孵育16～18 h。

4. 质控 质控菌株金黄色葡萄球菌的E试验结果必须与待检菌株同时记录和报告。

六、结果判定

培养后围绕试条可形成一个椭圆形的抑菌圈,抑菌圈和E试验试条的横向相关处的刻度读数即是该抗菌药物对待检菌的最低抑菌浓度。

七、注意事项

(1) 抑菌圈和E试验试条相交处介于所示上、下刻度之间时,应读取较高的刻度值。

(2) 出现双层E试验抑菌圈时,应读取生长被完全抑制的所示刻度值。

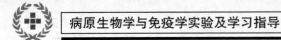

（3）抑菌圈和 E 试验试条相交处出现散在菌落时，应读取生长被完全抑制的所示刻度值。

八、讨论与思考

E 试验的特点是什么？

项目三 医院感染的微生物学监测

在医院感染控制工作中,医院感染的微生物监测具有重要作用。本项目介绍医院感染的微生物学监测工作任务。

任务一　基础培养基的制备

一、任务目标

(1)掌握医院感染的微生物学监测工作流程。
(2)掌握微生物学监测的基础操作技能——培养基的配制和灭菌。
(3)通过训练,熟练掌握正确的操作流程理论知识并具备实践能力。
(4)强化实验室操作的安全意识,提升医学生必备的职业素养。

二、任务内容

培养基的配制和灭菌。

三、实验原理

培养基为人工培养微生物而制备的,提供适合微生物生长、繁殖或积累代谢产物的营养基质。培养基的基本成分有蛋白胨、氨基酸、糖类、盐和水分。培养基除含有营养成分外,还要调节到适当的酸碱度(pH 7.4～7.6),经灭菌后使用。常用的培养基有基础培养基、营养培养基、鉴别培养基、选择培养基和厌氧培养基等。基础培养基中含有大多数常见菌生长繁殖所需要的营养物质,并可制成液体、半固体、固体三种不同的性状以供选用。

四、实验用材

1. 试剂　营养琼脂、营养肉汤、牛肉膏、氯化钠、蛋白胨、琼脂粉等。
2. 其他器材　高压蒸汽灭菌器、生物安全柜、生化培养箱、酒精灯、培养皿、试管、锥形瓶、打火机、消毒缸、记号笔等。

五、操作流程

1. 营养肉汤的配制 称取牛肉膏 3.0～5.0 g、氯化钠 5.0 g、蛋白胨 10.0 g,加水 1000 mL,加热溶化,放凉。用精密 pH 试纸测酸碱度,用 1 mol/L 氢氧化钠溶液调整为 7.2 左右,偏碱时用 10% 乙酸校正。分装于试管或三角瓶,121 ℃高压蒸汽灭菌 15～20 min。

或根据说明书,直接称取商品化的营养肉汤干粉,加水加热溶解,分装于试管或三角瓶中,121 ℃高压蒸汽灭菌 15～20 min。

2. 普通琼脂平板培养基的配制与灭菌 称取牛肉膏 3.0～5.0 g、氯化钠 5.0 g、蛋白胨 10.0 g,琼脂 20.0～30.0 g,加水 1000 mL,加热溶化,放凉。用精密 pH 试纸测酸碱度,用 1 mol/L 氢氧化钠溶液调整 pH 为 7.2 左右,偏碱时用 10% 乙酸校正。分装于三角瓶中,121 ℃高压蒸汽灭菌 15～20 min。

或根据说明书,直接称取商品化的营养琼脂干粉,加水加热溶解,分装于试管或三角瓶中,121 ℃高压蒸汽灭菌 15～20 min。

趁热将溶化的培养基倒入灭菌培养皿,每个平皿倒入约 15 mL,凝固后即成普通琼脂平板培养基。

六、讨论与思考

(1) 制备培养基的注意事项有哪些?
(2) 高压蒸汽灭菌器的操作步骤是什么?

任务二 院内感染的细菌学监测

一、任务目标

(1) 理解院内感染监测技术的常见项目的原理。
(2) 学会多种监测技术的操作方法。
(3) 通过实验树立牢固的无菌观念。

二、任务内容

(1) 空气的细菌监测。
(2) 物体表面的细菌监测。
(3) 医护人员手细菌监测。
(4) 无菌器材、一次性注射用品细菌监测。

三、实验原理

细菌在自然界广泛分布,在医疗操作中应该采取无菌操作,以防止污染的发生。

四、实验用材

1. **培养基及试剂** 普通琼脂平板、血琼脂平板、生理盐水。
2. **其他器材** 无菌棉拭子、大小为 5 cm×5 cm 的灭菌规格板、细菌培养箱等。

五、操作流程

(一)空气中的细菌监测——平板沉降法

(1)房间面积不超过 30 m^2,设里、中、外对角线三点,里外两点要求距墙垂直 1 m。房间面积大于 30 m^2,设四角及中央五点,四角的布点部位在距墙 1 m 处。

(2)将项目三任务一制备的普通琼脂平板做好标记放在室内各采样点处,采样点距地面 0.8～1.5 m。采样时将平皿盖打开,培养基面向上,暴露 10～20 min 后,盖上平皿盖,置于 37 ℃生化培养箱中培养 18～24 h 后观察结果。

(二)物体表面的细菌监测

(1)将 5 cm×5 cm 的灭菌规格板,放在被检物体的表面。

(2)用浸有无菌生理盐水的棉拭子,在灭菌规格板内均匀擦拭 10 次,并随之转动采样棉拭子。根据物体表面大小,连续采样 1～4 个。

(3)灼烧剪刀灭菌后,剪去棉拭子的手接触部分,将棉拭子放入 5 mL 无菌生理盐水试管内,静置10 min 后,以无菌操作取试管内的生理盐水 1 mL 加入空的无菌平皿中。

(4)取已高压灭菌并冷却至 50 ℃左右的普通营养琼脂倾注于第(3)步的平皿中,使营养琼脂与生理盐水混匀,静置待琼脂凝固后,倒置平皿放入 37 ℃生化培养箱中,培养 18～24 h 后观察计数普通琼脂平板中的菌落数量。

(三)医护人员手细菌监测

(1)被检人员五指并拢,将浸有无菌生理盐水的一支棉拭子在双手手指曲面从指端来回涂擦各两次(一只手涂擦面积约 30 m^2),并随之转动采样棉拭子。

(2)灼烧剪刀灭菌后,剪去棉拭子的手接触部分,将棉拭子放入 5 mL 无菌生理盐水试管内,静置10 min 后,以无菌操作取试管内的生理盐水 1 mL 加入空的无菌平皿中。

(3)取已高压灭菌并冷却至 50 ℃左右的普通营养琼脂倾注于第 3 步的平皿中,使营养琼脂与生理盐水混匀,静置待琼脂凝固后,倒置平皿放入 37 ℃生化培养箱中,培养 18～24 h 后观察计数普通琼脂平板中的菌落数量。

（四）一次性注射用品细菌监测

（1）按无菌要求剪取一次性输液器一段置于配制的无菌肉汤管中。

（2）放入 37 ℃生化培养箱中培养 5 天后观察无菌肉汤管有无混浊。

六、结果判定

（1）空气中的细菌监测——平板沉降法,观察普通琼脂平板上细菌的生长情况、菌落的数量及种类。

（2）物体表面的细菌监测,计数出普通琼脂平板中生长的菌落数量,即相当于 5 cm² 物体表面上细菌的数量。

（3）医护人员手细菌监测,计数出平板中生长的菌落数量。

（4）一次性注射用品细菌监测,观察记录无菌肉汤管有无混浊。

七、思考与讨论

通过这次实验,你得到什么结论?

任务三　院内感染的细菌形态学检查

一、任务目标

（1）熟悉院内微生物感染检测的工作流程。

（2）掌握院内感染的细菌形态学检查方法。

（3）掌握微生物检测的基础操作技能——显微镜的标准化操作。

（4）通过训练,熟练掌握正确的操作流程理论知识并具备实践能力。

（5）强化实验室操作的安全意识,提升医学生必备的职业素养。

（6）形成质量第一的实验意识,养成无菌操作的实验习惯。

二、任务内容

（1）细菌涂片的制作。

（2）革兰染色法。

（3）油镜检查。

三、实验原理

细菌形态学检查是鉴定细菌的一个重要环节。细菌菌体小,呈半透明状,染色后才能观察清楚。利用革兰染色法可对院内感染的微生物进行初步诊断,并为临床上院内感染的治疗提供依据。

四、实验材料

1. 标本 项目三任务二检测院内感染的平板。

2. 试剂 革兰染液有结晶紫染液、碘液、95％乙醇、沙黄复染液;香柏油、二甲苯等。

3. 其他器材 普通光学显微镜、酒精灯、接种环、载玻片、玻片夹、吸管、吸水纸、擦镜纸、打火机、消毒缸、记号笔等。

五、操作流程

院内感染的细菌形态学检查操作流程如图 2-6 所示。

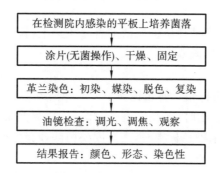

图 2-6　院内感染的细菌形态学检查操作流程

(一) 细菌涂片的制作

按无菌操作取材法进行,具体步骤如下。

1. 涂片

(1) 右手拿接种环的绝缘胶柄部分,左手持样品试管。

(2) 右手持接种环以 15°角放在酒精灯的外焰中烧灼灭菌,直至把金属丝烧红,然后将金属柄部也回旋通过火焰烧灼灭菌。

(3) 用右手小指和手掌的前内缘拔掉左手所持试管的试管塞,并立即将试管口用火焰烧灼灭菌。

(4) 用灭菌后已冷却的接种环伸入试管中取出材料,注意勿使沾有材料的接种环触及试管壁和试管口。

(5) 再次灭菌试管口,盖好试管,放回原处。

(6) 将接种环上的材料涂于载玻片上,制成直径约 1 cm 的涂膜。然后将接种环烧灼灭菌。

2. 干燥 涂片最好在室温中自然干燥。如欲加速干燥,也可将载玻片置于火焰上部的热气中断续地略加烘烤,载玻片距火焰以 10～20 cm 为宜,切勿紧靠火焰,以免将涂膜烤焦、使细菌变形,难以检视。

3. 固定 用玻片夹夹住涂片一端,标本面向上,在火焰上快速地来回通过 3 次(3～5 s),以载玻片反面触及皮肤不觉过烫为度。此时可杀死大部分细菌,并将其固定于载玻片上,以免在染色过程中被水冲洗掉。

(二)革兰染色法

1. 初染 在已固定的标本上滴加结晶紫染液 1～2 滴,以全面覆盖涂膜为度,室温染色 1 min。用细流水冲洗,甩去载玻片上的积水。

2. 媒染 滴加媒染剂碘液在室温下染色 1 min,用细流水冲洗,甩去载玻片上的积水。

3. 脱色 滴加 95％乙醇脱色,轻轻摇动玻片约 30 s(直至无紫色液滴下),用细流水冲洗,甩去载玻片上的积水。

4. 复染 滴加沙黄复染液 1～2 滴,室温染色 30 s,用细流水冲洗,吸水纸吸干载玻片上水分。

(三)油镜检查

1. 放置显微镜 使用油镜时必须将显微镜直立于桌上,镜臂和载物台不要倾斜,以免滴加镜油(香柏油)后镜油流出,影响观察。

2. 调光

(1) 先用低倍镜对光。将低倍镜转至镜筒下方与镜筒成一直线。

(2) 使用油镜检查染色标本时,光亮度宜强,此时应将聚光器升到最高位置,将光圈完全打开。用低倍镜或油镜观察未染色标本时,光亮度要调低,此时应将聚光器下降或缩小光栅。

3. 观察标本

(1) 将待观察的标本置于载物台上,用标本推进器固定,并将待检部位移至物镜下。

(2) 先用低倍镜找出标本的范围,然后提高镜筒。在标本的待检部位加一滴镜油,量勿过多,更勿将油涂开。

(3) 用油镜头对准油滴,转动粗调螺旋(粗准焦螺旋)使载物台徐徐上升(或使镜筒逐渐下降),直至油镜头浸没在油中。此时眼睛应从侧面观察,以免压碎标本片和损坏镜头。

(4) 然后双眼转移到目镜处,一边从目镜观察,一边反方向缓慢地转动粗调螺旋(下降载物台,或上升镜筒),待看到模糊物象时,再改用细调螺旋(细准焦螺旋)来回转动调节直到所观察的物象清晰为止。

4. 放回显微镜 观察完毕,转动粗调螺旋将镜筒提起(有的显微镜是载物台下降),取下标本片,用擦镜纸将油镜前端上的镜油擦干净(先用擦镜纸拭去残留的香柏油,然后用滴了二甲苯的擦镜纸轻轻擦去沾在镜头上的镜油,最后用干净的擦镜纸拭去残留的二甲苯)。

六、结果判定

记录标本革兰染色后的颜色、形态、染色性。

七、注意事项

(1) 涂片应薄而均匀,在火焰上干燥和固定时,勿将涂膜烤焦。

（2）脱色是革兰染色中的关键环节步骤，脱色过度，可使 G^+ 菌被误染为 G^- 菌；脱色不够，则 G^- 菌被误染为 G^+ 菌。脱色时间的长短还与涂片厚薄有关，一般以涂片薄而均匀为好。G^+ 菌和 G^- 菌的染色反应，还受多种因素如菌龄、染色时间、pH 等的影响。

（3）显微镜是精密仪器，使用时要注意爱护，切勿随意拆卸和碰撞。

八、讨论与思考

（1）细菌染色前，为什么必须进行固定？

（2）在革兰染色过程中，哪个步骤对染色结果影响最显著？为什么？

（3）显微镜使用的操作步骤是什么？

▣ 模块三

免疫学实验

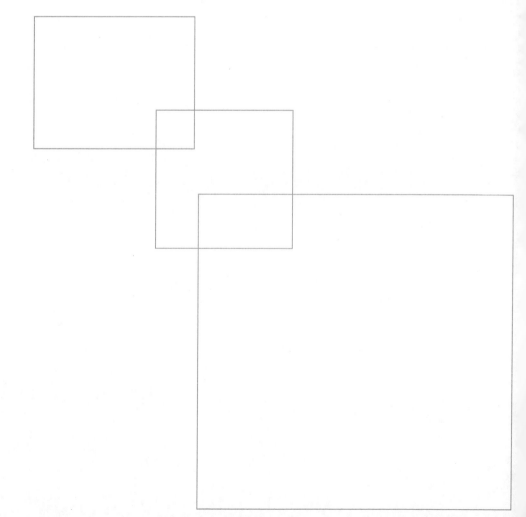

项目一 | 免疫凝集类试验

凝集试验是指细菌、红细胞等颗粒性抗原或表面包被可溶性抗原（或抗体）的颗粒性载体与相应的抗体（或抗原）特异性结合后，在适当的电解质存在的条件下，出现肉眼可见的凝集现象的实验。凝集试验分为直接凝集试验和间接凝集试验两大类，方法简便，操作简单，临床上广泛应用于细菌鉴定、菌种分型等病原学检查和输血相关血清学检查。

任务一　直接凝集试验——ABO 血型鉴定

一、任务目标

（1）以 ABO 血型正定型为例，验证直接凝集试验原理。
（2）熟悉试管法测定 ABO 血型正定型的操作。

二、任务内容

（1）ABO 血型的测定（直接凝集试验）原理。
（2）ABO 血型鉴定（玻片法与试管法）的操作方法。
（3）ABO 血型结果判断。

三、实验原理

直接凝集试验是指颗粒性抗原与相应的抗体直接发生反应，在适当的电解质存在的条件下，出现肉眼可见的凝集现象的实验。可以用已知的抗原检测未知抗体（如 ABO 血型反定型），也可以用已知的抗体检测未知的抗原（如 ABO 血型正定型）。

用已知的 IgM 类特异性抗体的标准血清与被检红细胞在室温条件下、盐水介质中反应，根据红细胞是否出现凝集现象来测定被检红细胞膜上有无与血型抗体相对应的抗原，从而判断被检者的血型。

四、实验材料

抗 A、抗 B 标准血清(商品试剂,分为人血清 ABO 血型抗体和人 ABO 血型单克隆抗体,均可);标本(抗凝静脉血或末梢血);生理盐水;小试管、记号笔、蜡笔、试管架;尖滴管、乳胶吸头;吸管、吸球;载玻片或有凹槽的玻璃板或白瓷板;离心机;显微镜。

五、操作流程(试管法)

(1) 制备 2‰~5‰红细胞盐水悬液。

(2) 标记试管:取小试管 2 支,分别标记抗 A、抗 B。

(3) 加标准抗血清:分别滴加抗 A、抗 B 标准血清各 1 滴于相应标记的试管中。

(4) 加红细胞悬液:分别滴加被检者 5‰红细胞盐水悬液 1 滴于各试管中,混匀后进行离心(1000 r/min,1 min)。

(5) 观察结果:取出试管,先观察上层液有无溶血现象,再将试管轻轻摇动使沉于管底的红细胞浮起,再倒在载玻片上,在显微镜低倍镜下观察有无凝集及凝集强度。

六、结果判定

ABO 血型(正定型)鉴定结果判断("+"代表凝集,"-"代表不凝集),如表 3-1、图 3-1 所示。

表 3-1　ABO 血型(正定型)鉴定结果判断

正定型 (标准血清+被检者红细胞)		被检者血型
抗 A	抗 B	
+	-	A
-	+	B
+	+	AB
-	-	O

凝集

不凝集

图 3-1　凝集试验示意图

七、注意事项

(1) 所用器材必须干燥清洁;为避免交叉污染,试管、尖滴管均为一次性使用。

(2) 血清质量应符合要求。

（3）被检红细胞标本应新鲜，无细菌污染。

（4）红细胞盐水悬液浓度要适当，过高或过低会影响反应。

（5）观察结果要仔细。

八、讨论与思考

如何区分血液凝集与不凝集？

任务二　间接凝集试验——类风湿因子(RF)试验

一、任务目标

（1）以乳胶凝集试验检测类风湿因子(RF)为例，验证致敏的乳胶颗粒参与的间接凝集试验的原理。

（2）熟悉间接凝集试验的操作过程。

二、任务内容

（1）间接凝集试验的原理。

（2）乳胶凝集试验的操作。

三、实验原理

间接凝集试验是将可溶性抗原（或抗体）先吸附于适当大小的颗粒性载体（如正常人 O 型红细胞、乳胶颗粒等）上，使之成为致敏的颗粒性载体，然后与相应抗体（或抗原）反应，在适宜的电解质存在的条件下，出现肉眼可见凝集现象的实验。本实验中，RF 是一种抗变性 IgG 的自身抗体，可以与人变性 IgG 结合。聚苯乙烯乳胶颗粒具有很强的蛋白质吸附能力，借此将抗原（变性 IgG）与乳胶颗粒结合形成致敏的乳胶颗粒，可以直接与待测标本中的抗体（RF）发生凝集反应。

因为颗粒性载体能增大可溶性抗原（或抗体）的反应面积，间接凝集反应敏感性比直接凝集反应高，所以在临床上广泛使用。

四、实验材料

本实验采用市售 RF 检测试剂：抗原（人 IgG 致敏乳胶试剂；阳性血清和阴性血清）；抗体（待测血清）；黑色方格反应板等。

五、操作流程

（1）将待测血清、阳性血清、阴性血清分别用生理盐水做 1∶20 稀释，备用。

（2）在黑色方格反应板上取 3 个方格，做好标记。然后用毛细吸管分别吸取并滴加稀释的待测血清、阳性血清、阴性血清各一滴（约 50 μL）。

（3）然后在每个方格中加入人 IgG 致敏乳胶试剂 1 滴（约 50 μL），连续轻轻摇动反应板，2～3 min 后观察结果。

六、结果判定

（1）首先根据阴性、阳性对照的情况判断本实验是否有效。阴性对照不凝集，阳性对照凝集，则本实验有效。

（2）乳胶颗粒凝集且液体澄清者为阳性反应；乳胶颗粒不凝集，仍保持均匀乳胶状者为阴性反应。

七、注意事项

（1）要严格遵守操作规范，始终专心做实验。

（2）要注意实验的有效性判断。

（3）可以使用厂家提供的小塑料棒将血清滴的面积扩大，更有利于判断结果。

（4）要注意弱阳性反应结果的判断。

（5）乳胶凝集试验容易发生非特异性凝集反应。

八、讨论与思考

请比较间接凝集试验和沉淀试验的异同。

项目二 抗原沉淀反应类实验

沉淀反应是指可溶性抗原（如细菌浸出液、毒素、血清蛋白等）与相应抗体在合适条件下（适量电解质、适宜的 pH 及温度）特异性结合，经过一定时间形成肉眼可见的沉淀现象的反应。其中，参与沉淀反应的抗原称为沉淀原，抗体称为沉淀素。由于参与反应的抗原为可溶性抗原，相对分子质量小，单位体积内所含的抗原量多，与抗体结合的总面积大，因此在免疫实验中常常稀释抗原以保持抗原与抗体合适的比例，并以抗原的稀释度作为沉淀反应的效价。

沉淀反应是免疫实验中常用的基本方法之一。根据免疫实验中使用的介质和检测方法的不同，沉淀反应可分为液体内沉淀实验和凝胶内沉淀实验两种。液体内沉淀实验可分为免疫浊度测定、环状沉淀实验、絮状沉淀实验等，而凝胶内沉淀实验可分为单向免疫扩散实验、双向免疫扩散实验、对流免疫电泳等。常用的凝胶有琼脂、琼脂糖、葡聚糖或聚丙烯酰胺凝胶。本项目主要介绍单向琼脂扩散实验和双向琼脂扩散实验、环状沉淀实验。

任务一 琼脂扩散实验

一、任务目标

（1）能阐述单向琼脂扩散实验和双向琼脂扩散实验的原理。
（2）熟悉单向琼脂扩散实验和双向琼脂扩散实验的操作过程。

二、任务内容

（1）单向琼脂扩散实验的原理。
（2）双向琼脂扩散实验的原理。
（3）单向琼脂扩散实验的操作。
（4）双向琼脂扩散实验的操作。

三、实验原理

利用可溶性抗原与相应抗体在半固体琼脂内进行扩散，当两者比例合适时，就会出现白色沉淀线,此方法称为琼脂扩散实验。本实验可在试管内、平皿中及载玻片上的琼脂内进行操作。琼脂扩散实验可分为单向琼脂扩散实验和双向琼脂扩散实验。

单向琼脂扩散实验是一种定量试验,一般是用已知抗体测定未知量的相应抗原。实验时将一定量的抗体与琼脂混合均匀后倾注于玻璃板上,凝固后在琼脂层上打孔,再将抗原加入孔中。孔中抗原向四周扩散(分子质量小于 20 kD 的物质在琼脂中扩散犹如在液体中自由运动),与琼脂中抗体发生反应,并在比例合适的地方形成白色沉淀环。沉淀环的直径大小与抗原浓度成正比。可事先用不同浓度的标准抗原与一定量的抗体反应后,以沉淀环直径为横坐标、抗原浓度为纵坐标绘制标准曲线,则待检标本中所含抗原的量即可从标准曲线中查出。本实验主要用于检测标本中各种免疫球蛋白(Ig)和血清中各种补体成分的含量,灵敏度较高。

双向琼脂扩散实验是将可溶性抗原和抗体分别加入含有电解质的琼脂板相对应的孔中,两者分别向四周扩散的实验。扩散中如果有抗原和抗体相对应,两者则会在比例合适的地方形成肉眼可见的白色沉淀线。如果实验中同时含有若干对抗原-抗体系统,因其扩散速度不同,会在琼脂中出现多条沉淀线。可观察沉淀线的位置、形状等对抗原或抗体做出定性分析。本实验常用于检测已知抗原(抗体)和分析未知抗体(抗原),检测抗原、抗体的纯度及滴定抗体的效价等。临床上用此法检测患者血清中的甲胎蛋白(AFP),可作为原发性肝癌的重要诊断指标。但双向琼脂扩散实验所需要的时间较长(24 h),灵敏度较低。

四、实验材料

1. 单向琼脂扩散实验　待检标本(人血清);标准抗原(正常人的冻干混合血清);抗血清(羊抗人 IgG 诊断血清,单向扩散效价为 1∶80);3% 琼脂(用 0.01 mol/L、pH 为 7.4 的磷酸盐缓冲液配制);磷酸盐缓冲液(PBS,0.01 mol/L,pH 为 7.4);单向扩散专用小塑料板;微量移液器;打孔器(3 mm);水浴箱等。

2. 双向琼脂扩散实验　待检血清;阳性对照血清(含 AFP);阴性对照血清(正常人血清);15 g/L 琼脂(用生理盐水配制);载玻片;吸管;打孔器;微量移液器;湿盒;37 ℃孵箱等。

五、操作流程

(一) 单向琼脂扩散实验

(1) 制备有孔琼脂板:将 3% 琼脂加热溶化后,放在 56 ℃ 水浴中保温待用。用 PBS 将抗血清(羊抗人 IgG 诊断血清)进行 1∶40 稀释,保温在 56 ℃ 水浴中。当抗血清和琼脂均为 56 ℃ 时,将两者等量混匀,此时抗血清的浓度为 1.25%,琼脂的浓度为 1.5%。注意混合时要迅速轻轻混匀,避免产生气泡,然后迅速倾入载玻片中浇板,每块板 4 mL,待其冷却凝固后,用打孔器在琼脂板上打孔,孔径约为 0.3 cm,孔间距为 1.2～1.5 cm,挑出孔内琼脂。注意孔要打得圆整、光滑、不破裂。

(2) 稀释标准抗原:在每支标准抗原(正常人的冻干混合血清)中加入蒸馏水 0.5～1.0 mL,待完全溶解后,用 PBS 将标准抗原配制成 IgG 浓度分别为 50 μg/mL、100 μg/mL、200 μg/mL、400 μg/mL、800 μg/mL 等的一系列标准抗原。

(3) 加样:用微量移液器吸取 10 μL 各种浓度的标准抗原,准确地加入琼脂板的孔中,一种浓度加 2 个孔,用以制作标准曲线。加待检标本时,先将待检血清用 PBS 进行 1：40 稀释,然后每孔加 10 μL,每份标本加 2 个孔。

(4) 将加好样品的琼脂板放入湿盒内,并在 37 ℃放置 24 h 后取出,测量各孔沉淀环的直径。

(二) 双向琼脂扩散实验

(1) 将琼脂加热溶化,待其冷却至 50～60 ℃时,用吸管吸取约 4 mL 浇注在塑料反应板上(注意不要溢出,并轻轻倾出,避免产生气泡)。

(2) 待琼脂冷却凝固后,用 3 mm 的打孔器按图 3-2 要求打孔(孔间距为 6 mm),并将孔中琼脂挑出。

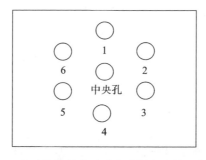

图 3-2　双向琼脂扩散实验琼脂孔的大小及距离示意图

(3) 用微量移液器向中央孔内加入 10 μL 抗 AFP 抗体,1 号、4 号孔分别加入 10 μL 阳性对照血清,2 号、6 号孔分别加入 10 μL 待检血清,3 号、5 号孔分别加入 10 μL 阴性对照血清,注意防止液体外溢。

(4) 将琼脂板放在湿盒中,放置在 37 ℃孵箱中 24 h、48 h、72 h 后观察结果。

六、结果判定

(一) 单向琼脂扩散实验

单向琼脂扩散实验见图 3-3,沉淀环的直径大小与抗原的浓度成正比,浓度越大,沉淀环的直径越大。

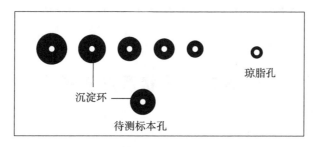

图 3-3　单向琼脂扩散实验示意图

然后以各种浓度的标准抗原的沉淀环直径为纵坐标、相应孔中的 IgG 含量为横坐标,画出标准曲线。根据待检血清沉淀环的直径,查标准曲线,得到 IgG 含量,再乘以标本的稀释倍数(40),即为血清中 IgG 含量。

（二）双向琼脂扩散实验

一般来说，如果血清中抗原与抗体的浓度相等，则沉淀线在两孔中间成直线（图 3-4(a)）；若抗体浓度比抗原低，则沉淀线靠近抗体一方（图 3-4(b)）；若抗原浓度比抗体低，则沉淀线靠近抗原一方（图 3-4(c)）。

待检血清孔与抗 AFP 抗体（即中央孔）之间出现白色沉淀线，并与阳性对照血清产生的沉淀线吻合连成一线者为阳性，若 72 h 后仍未出现沉淀线或沉淀线与阳性对照血清沉淀线出现交叉者，均为阴性。

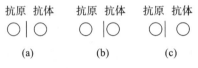

图 3-4　双向琼脂扩散实验沉淀线类型

七、注意事项

（1）单向琼脂扩散实验中琼脂和抗体保温温度不宜太高，抗体保温时间也不应太长，否则对抗体的活性有影响；溶解标准抗原 IgG 时，其蒸馏水的具体用量应按试剂盒说明进行取量；加标准抗原和待检标本时应力求准确，否则实验结果会出现偏差。

（2）双向琼脂扩散实验中扩散时间要适当。时间过短则沉淀线不能出现，时间过长则会使已形成的沉淀线解离或散开而出现假阴性结果；加抗原、抗体的移液器枪头不能混用，以避免污染。

（3）琼脂在 37 ℃下孵育 24 h，可能会生长细菌，为避免此现象的产生，可在盐水中加入终浓度为 0.02% 的叠氮钠防腐。

八、讨论与思考

（1）单向琼脂扩散实验中为什么水浴温度要保持在 50～56 ℃范围内，超出这一范围会有什么后果？

（2）双向琼脂扩散实验中为什么要尽可能同时加入抗原和抗体？扩散过程中为何要保持环境潮湿？

任务二　环状沉淀实验

一、任务目标

（1）能阐述环状沉淀实验的原理。

（2）熟悉环状沉淀实验的操作过程。

二、任务内容

（1）环状沉淀实验的原理。
（2）环状沉淀实验的操作。

三、实验原理

环状沉淀实验是 Ascoli 于 1902 年建立的一种血清学定性实验。在环状沉淀管中，可溶性抗原与相应抗体特异性接触而发生结合反应，在两者交界处可出现乳白色环状沉淀，即为阳性反应。与任务一实验反应类似，只是反应环境不同，即在试管内液相中发生反应，这种方法操作简单、设备要求低、时间短。本实验常用于抗原的定性，如炭疽的诊断（Ascoli 实验），血迹的鉴别等。

四、实验材料

抗人血清；人血清稀释液；鸡血清稀释液；生理盐水；沉淀管；毛细吸管等。

五、操作流程

（1）取 3 支试管并进行编号，按表 3-2 顺序加入各成分。

表 3-2　环状沉淀实验各成分加入量

试 管 号	抗人血清/mL	人血清/mL	鸡血清/mL	生理盐水/mL
1	0.2	0.2	—	—
2	0.2	—	0.2	—
3	—	0.2	—	0.2

（2）将每支试管在室温下静置 10～20 min，观察两液面交界处，有白色环状沉淀出现者为阳性。

六、结果判定

1 号管为阳性，2 号管和 3 号管为阴性。

七、注意事项

（1）加抗原时先倾斜试管，让抗原由试管壁流下，轻浮于抗体上面，勿使其混合，避免产生气泡，否则不能出现结果。抗体应加在试管下层，抗原加在上层。
（2）观察时，将试管平举眼前，可在试管后方放上黑纸或手指，使光线从斜上方射入两液面交界处，能更清楚地看到白色环状沉淀。

（3）这种方法敏感性较低，对含有多个抗原、抗体的反应系统缺乏分辨力。

八、讨论与思考

加抗原时为避免产生气泡，最好用什么仪器辅助？

项目 三

免疫标记类检测

免疫标记技术是指用放射性同位素、酶、荧光素、胶体金、化学发光物质或电子致密物质等标记抗原或抗体进行检测的反应。这种技术不仅特异、快速和敏感，还能定性、定量和定位，是目前应用较广的免疫学检测技术。常用的免疫标记技术主要有两大类：一类是免疫测定技术，即用于对体液标本中抗原或抗体的测定；另一类是免疫组化技术，主要用于组织或其他标本中抗原或抗体的测定。根据标记的物质不同，免疫标记技术又能分为免疫胶体金技术、酶免疫技术、荧光免疫技术、化学发光免疫分析技术及放射免疫分析技术等。

任务一　胶体金免疫层析实验——乙型肝炎病毒表面抗原的检测

一、任务目标

(1) 本实验以检测乙型肝炎病毒表面抗原为例，验证胶体金免疫层析实验的原理。
(2) 熟悉胶体金免疫层析实验的操作过程。

二、任务内容

胶体金免疫层析实验的原理及操作。

三、实验原理

胶体金免疫层析实验所使用的试剂全部是干试剂，检测所需要的多个试剂被结合在一个大小约6 mm×70 mm的塑料试纸条上，试纸条有层吸水材料提供吸附动力。其实验过程短，可单人使用，也可多项目同时操作，所以使用非常方便，是现在实验室使用的免疫学技术的主流技术之一。

抗乙型肝炎病毒表面抗原(HBsAg)单克隆抗体胶体金干片粘贴在试纸条的近下端，抗HBsAg多克隆抗体和抗小鼠IgG抗体分别包被于硝酸纤维素膜(NC膜)的测试区和质控区。当试纸条下端浸入液体标本中，下端吸水材料即吸取液体向上端移动，流经胶体金干片时，胶体金复溶,并带动其向 NC 膜条渗移。若标本中有乙型肝炎病毒表面抗原(HBsAg),可与胶体金标记的抗 HBsAg 单克隆抗体结合形成复合物,此复合物由于层析作用流至测试区时即被预包被的抗 HBsAg 多克隆抗体结合形成"胶体金标记抗 HBsAg 单克隆抗体-HBsAg-抗HBsAg 多克隆抗体"复合物而凝聚在 NC 膜条上显红色线。过剩的免疫金继续层析至质控区与抗小鼠 IgG 抗体结合,显红色质控线。

四、实验材料

乙型肝炎病毒表面抗原阴性反应和阳性反应血清;市售胶体金法检测乙型肝炎病毒表面抗原的试纸条等。

五、操作流程

(1) 将试纸条包装盒从冰箱取出,在室温下放置一段时间,让其充分复温。

(2) 取出试纸条,将试纸条有箭头的一端插入血清中,其深度不可超过标示线,待湿水线超出标示线后(约 5 s)取出平放,5~10 min 内观察结果。

六、结果判定

1. 阳性 试纸条测试区(T)和质控区(C),均出现红线。

2. 弱阳性 10~30 min 内,试纸条 T 区红线颜色明显浅于 C 区。建议用酶联免疫法重新测试,以免漏诊。

3. 阴性 试纸条仅 C 区有一条红线。

4. 无效 试纸条 T 区和 C 区均无红线,表明实验失败或测试条失效。如图 3-5 所示。

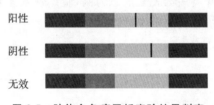

图 3-5 胶体金免疫层析实验结果判定

七、注意事项

(1) 试纸条要置于室温环境中复温后才能使用。

(2) 按说明书使用要求操作。

八、讨论与思考

为什么胶体金免疫层析实验中所用的玻璃器皿必须清洁后才能使用?

任务二 酶联免疫吸附试验(ELISA)——乙型肝炎病毒表面抗原的检测

一、任务目标

酶联免疫吸附试验有四个基本类型:夹心法、间接法、竞争法、捕获法。本实验以双抗体夹心法测定乙型肝炎病毒表面抗原(HBsAg)为例,验证 ELISA 的基本原理、实验方法。

二、任务内容

(1) 酶联免疫双抗体夹心法的原理。
(2) 双抗体夹心法的操作。

三、实验原理

酶联免疫吸附试验(ELISA)是以酶作为示踪标记物,将抗原-抗体的特异性反应和酶催化底物的高效性反应融合而建立的现代分析技术,在临床检验医学领域广泛应用。ELISA 是一种非均相免疫分析技术。本实验有两种关键材料:预先包被于固相材料的抗体(或抗原)和酶标抗体。常用的酶主要是辣根过氧化物酶(HRP)和碱性磷酸酶。

(1) 以 HBsAg 作为蛋白抗原,将其对应的两种抗体中的一种吸附固定在酶标反应板(固相抗体)上;另一种用 HRP 标记(酶标抗体)。

(2) 加样后,标准品或待测血清中的 HBsAg 在酶标反应板中与固相抗体结合,经过洗涤清除非特异性结合物后再与酶标抗体结合,形成"固相抗体-抗原-酶标抗体"双抗体夹心复合物,复合物的量与待检抗原的含量成正比。

(3) 加入底物后,生成有色物质。颜色的深浅与待检抗原的浓度成正比。与阴、阳性对照对比,可获得定性结果。双抗体夹心法检测抗原的原理如图 3-6 所示。

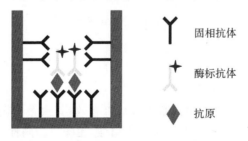

　　　　　　Ｙ 固相抗体

　　　　　　⸸ 酶标抗体

　　　　　　◆ 抗原

图 3-6 双抗体夹心法检测抗原的原理示意图

四、实验材料

本实验采用市售试剂盒,包含表面抗原检测酶标反应板,表面抗原检测阴性对照血清,表面抗原检测阳性对照血清,表面抗原检测酶标抗体,显色液 A、显色液 B,终止液,洗涤液。

五、操作流程

(一)实验准备

将待测样本、酶标反应板、所需试剂等平衡至室温;用蒸馏水稀释洗涤液至工作浓度。

(二)实验步骤

(1)取出酶标反应板并做标记,在各孔中依次加入阴性对照、阳性对照、空白对照和待测样本(100 μL/孔),摇匀,封板,在 37 ℃水浴中反应 30 min。

(2)吸去孔中液体,用稀释好的洗涤液洗涤 3~5 次。

(3)每孔加入稀释好的酶标抗体(100 μL/孔),摇匀,封板,在 37 ℃水浴中反应 30 min。

(4)重复步骤(2)操作并将孔中液体拍干。

(5)每孔加显色液 A 和显色液 B 各 50 μL,摇匀,在室温下反应 15 min。

(6)每孔加入终止液 50 μL,混匀后判断结果。如图 3-7 所示。

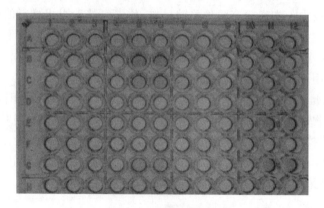

图 3-7 显色结果图

六、结果判定

先根据空白对照和阴、阳性对照判断实验是否有效;其次根据阴、阳性对照的颜色来判定实验结果是阴性或阳性。样本孔呈明显黄色为阳性,无颜色为阴性。

七、注意事项

(1)严格按照操作步骤进行操作,否则将严重影响实验结果。

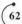

（2）注意加样的规范性和准确性,避免加样不准和交叉污染。

（3）如果样本孔颜色不明显,不支持做出判断,建议做进一步更敏感的方法检查。

八、讨论与思考

检测过程中待测样本为什么需要先进行稀释?

任务三 尿液中人绒毛膜促性腺激素(HCG)检测

一、任务目标

（1）能阐述胶体金免疫层析实验的原理。

（2）熟练掌握用胶体金免疫层析实验检测尿液标本中人绒毛膜促性腺激素(HCG)的操作方法。

二、任务内容

（1）胶体金免疫层析实验的原理。

（2）用胶体金免疫层析实验检测尿液中 HCG 的操作。

三、实验原理

人绒毛膜促性腺激素(HCG)是胎盘滋养层细胞分泌的一种糖蛋白。HCG 在受孕后第 6 天开始分泌,可存在于血液和尿液中。HCG 水平在妊娠 3 个月时达到高峰,此后逐渐下降。HCG 在月经延期 3 天左右即可测出。

四、实验材料

胶体金早孕诊断试纸;尿液标本。

五、操作流程

（1）取出胶体金早孕诊断试纸,手握试纸标识端,箭头端插入尿液或可替代标本中至少 5 s,然后取出平放;试纸插入液体深度不可超过标志线。

（2）在取出后 5 min 内观察结果。

六、结果判定

（1）在检测区及对照区各出现一条红色反应线，如图 3-8（a）左图所示，为阳性，表示已受孕；如图 3-8（a）右图所示，检测区及对照区各出现一条红色反应线，但下面检测区的线颜色比较浅，为弱阳性。

（2）仅在对照区出现一条红色反应线，如图 3-8（b）所示，为阴性，表示未受孕。

（3）若无红色反应线或仅出现检测线，如图 3-8（c）所示，则表示检测无效。

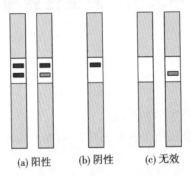

(a) 阳性　　(b) 阴性　　(c) 无效

图 3-8　胶体金早孕诊断试纸判断

七、注意事项

（1）标本须低温保存，避免反复冻融。

（2）试纸插入液体深度不可超过标志线。

（3）一天内任何时间均可检测，晨尿最佳。

（4）HCG 水平的升高除见于早期妊娠外，也可见于葡萄胎、绒毛膜癌等。

八、讨论与思考

（1）为什么说 HCG 的检查对早期妊娠诊断有重要意义？

（2）HCG 是否只能在尿液中进行检测？

项目四 免疫细胞分离类实验

免疫细胞种类繁多,生物学特征各异。各种免疫细胞通过分工与协作,共同完成免疫应答及其调控,因此,各种免疫细胞的分离及其功能测定对于了解其在免疫应答中的作用及相互关系有着重要意义。目前已建立的多种分离、纯化免疫细胞的技术,主要依据免疫细胞独特的表面标志、理化性状及黏附和吞噬能力等方面的差异而设计,可按不同实验目的及拟分离免疫细胞的种类、纯度和数量等,选择具体方法。常见的方法主要有黏附分离法、尼龙毛柱分离法等。这些方法主要根据细胞的属性(如黏附能力)和功能不同进行细胞分离,旨在将黏附和非黏附细胞或黏附能力较小的细胞分离开。免疫细胞在玻璃或塑料平面上的黏附能力如下:巨噬细胞(或单核细胞)的黏附能力强于树突状细胞,树突状细胞的黏附能力与产生抗体的免疫细胞相当,树突状细胞的黏附能力强于 B 细胞,B 细胞的黏附能力强于 T 细胞,T 细胞的黏附能力与红细胞相当。黏附细胞可通过胰蛋白酶洗脱而收集。自然沉降法、高分子聚合物沉降法、葡聚糖-泛影葡胺密度梯度离心法和 Percoll 非连续性密度梯度离心法等是根据细胞的大小及比重的不同进行细胞分离的。E 花环沉淀分离技术主要是利用细胞表面标志不同进行细胞分离的。此外,还可利用特异性单克隆抗体结合其他技术分选细胞,如补体细胞毒分离法、洗淘分离法、流式细胞术分离法及免疫磁珠法分离细胞技术等。

任务一 外周血液中白细胞的分离

一、任务目标

(1) 能阐述自然沉降法和高分子聚合物沉降法的原理。
(2) 熟悉外周血液中白细胞分离的操作方法。

二、任务内容

(1) 自然沉降法和高分子聚合物沉降法的原理。
(2) 外周血液中白细胞分离的操作方法。

三、实验原理

人外周血液中红细胞与白细胞的比例为(600～1000)∶1,根据两类细胞的比重不同、沉降速度也不同的特点,将它们加以分离。常用方法有自然沉降法和高分子聚合物沉降法。自然沉降法采集外周静脉血,用肝素抗凝,所得白细胞活性损伤最小。高分子聚合物沉降法利用某些高分子聚合物(如明胶、右旋糖酐等)使红细胞呈钱串状凝聚,加速其沉降,这种方法所得白细胞较多,但其中的明胶沉降法会增加白细胞黏性,对实验产生一定影响。上述方法所得细胞悬液含较多粒细胞、单核细胞和血小板,淋巴细胞含量为60%～70%。

四、实验材料

1. 自然沉降法 抗凝剂,无 Ca^{2+}、无 Mg^{2+} 的 Hank's 溶液,细胞培养液,试管,毛细吸管,水平离心机等。

2. 高分子聚合物沉降法 明胶,生理盐水,右旋糖酐,抗凝剂,Hank's 溶液,细胞培养液,试管,毛细吸管,离心机等。

五、操作流程

(一) 自然沉降法

取适量抗凝静脉血放入试管,将该试管置于室温或 37 ℃ 下直立静置 30～60 min,待红细胞自然沉降。可以见到血液分成三层,上层为淡黄色血浆,底层为红细胞,在紧贴红细胞层的上面有一薄层的白细胞与血小板。用毛细吸管吸取白细胞,移入另一支干净的试管中。在试管中加入无 Ca^{2+}、无 Mg^{2+} 的 Hank's 溶液(或 PBS 溶液)洗涤,水平离心(2000 r/min,5 min),弃去上清液,保留沉淀细胞,反复洗涤、离心三次。沉淀细胞用适量含10%灭活小牛血清的 Hank's 溶液、RPMI-1640 培养液或其他培养液稀释后配制成所需浓度的白细胞悬液。

(二) 高分子聚合物沉降法

1. 明胶沉降法 选取优质明胶,配制成3%明胶生理盐水溶液,置于沸水浴中加热溶解并适量分装后经高压蒸汽灭菌15～20 min。取抗凝静脉血与等量的3%明胶生理盐水溶液(或3份抗凝静脉血与1份3%明胶生理盐水溶液)放入试管中混匀,将试管置于室温或 37 ℃ 下直立静置30～60 min,待红细胞沉降完全,则用毛细吸管吸取富含白细胞的乳白色上层液,移入另一支干净的试管。在试管中加入无 Ca^{2+}、无 Mg^{2+} 的 Hank's 溶液(或 PBS 溶液)洗涤,水平离心(2000 r/min,5 min),弃去上清液,保留沉淀细胞,反复洗涤、离心三次,配制成所需浓度的白细胞悬液。

2. 右旋糖酐沉降法 选择相对分子质量较大的右旋糖酐(相对分子质量为70000～400000),配制成约6%的右旋糖酐生理盐水溶液,取适量抗凝静脉血与等量右旋糖酐溶液放入试管中混匀。将试管置于室温或 37 ℃ 下直立静置30～60 min,待红细胞沉降完全,则用毛细吸管吸取富含白细胞的乳白色上层液,移入另一支干净的试管。在试管中加入无 Ca^{2+}、无

Mg^{2+} 的 Hank's 溶液(或 PBS 溶液)洗涤,水平离心(2000 r/min,5 min),弃去上清液,保留沉淀细胞,反复洗涤、离心三次,配制成所需浓度的白细胞悬液。

六、注意事项

(1) 上述几种方法所得的白细胞悬液均含有一定量的红细胞。如需进一步提纯,可将细胞重新悬浮,加入 1 mL 蒸馏水后轻振 20 s,待红细胞裂解以后,加入 1.8％氯化钠溶液调至等渗状态。随后加 Hank's 溶液或 PBS 溶液混匀、离心,重复操作两次,最终配制成所需浓度的白细胞悬液。也可将含氯化铵的 Gey 溶液 1.0 mL 加入沉淀细胞,轻振 2 min,待红细胞裂解后,再加入不含氯化铵的 Gey 溶液,离心后沉淀细胞,最终配制成白细胞悬液。

(2) 如果需要加速红细胞沉降,可用 3.3％聚乙烯吡咯烷酮(PVP,相对分子质量为 25000)生理盐水溶液,或用 1％甲基纤维素分别与适当比例的抗凝静脉血混合进行分离。

七、讨论与思考

(1) 离心速度和时间不同会影响沉淀细胞的分离效果吗?
(2) 如果 Hank's 溶液含有 Ca^{2+} 或 Mg^{2+},对实验结果有何影响?

任务二 葡聚糖-泛影葡胺密度梯度离心法 分离外周血单个核细胞

一、任务目标

(1) 能阐述密度梯度离心法分离外周血单个核细胞的原理。
(2) 熟悉密度梯度离心法分离外周血单个核细胞的操作过程。

二、任务内容

(1) 密度梯度离心法分离外周血单个核细胞的原理。
(2) 密度梯度离心法分离外周血单个核细胞的操作过程。

三、实验原理

外周血单个核细胞(PBMC)是免疫学实验最常用的细胞,PBMC 的分离是进行 T、B 细胞分离纯化的重要中间环节。因此,获取高纯度和高活性的 PBMC 常常是许多免疫学实验的先决条件。PBMC 在体积、形状和比重等方面与外周血中的其他细胞不同。PBMC 的比重在 1.075～1.090,而红细胞和多核白细胞的比重分别为 1.093 和 1.092。利用这种比重差异,选择一种比重介于 1.075～1.092 的等渗分离液进行密度梯度离心,可使血液中的各组分按不同密度重新分布。因为外周血单个核细胞的密度略低于分离液，主要位于分离液和血浆的交界层中，收集此层细胞，即可获得较高纯度的外周血单个核细胞。

四、实验材料

淋巴细胞分离液(比重为 1.077±0.001)，无 Ca^{2+}、无 Mg^{2+} 的 Hank's 溶液(HBSS，pH 为7.2～7.4)或磷酸盐缓冲溶液(PBS)，2%台盼蓝染液，注射用肝素溶液，10%胎牛血清(FCS)-RPMI-1640 培养液，15 mL 灭菌离心管，血细胞计数板，水平离心机，显微镜。

五、操作流程

(1) 取适量肝素抗凝血，用 HBSS 溶液将肝素抗凝血按 1:1 的比例稀释。

(2) 取淋巴细胞分离液 4 mL 放入 15 mL 灭菌离心管内，用毛细吸管吸取稀释血液，在淋巴细胞分离液表面上方1 cm处，沿管壁缓慢加入，使稀释血液叠加于淋巴细胞分离液上。稀释血液与淋巴细胞分离液体积之比为 2:1，即 8 mL 稀释血液叠加于 4 mL 淋巴细胞分离液上，如图 3-9(a)所示。

(3) 将离心管置于水平离心机内，于室温下离心(2000 r/min，20～25 min)，离心后细胞分布如图 3-9(b)所示。血浆与淋巴细胞分离液的交界处出现混浊的灰白色层，即外周血单个核细胞(PBMC)，用毛细吸管轻轻插至该细胞层，沿管壁四周吸出该层细胞，移入另一支离心管内。

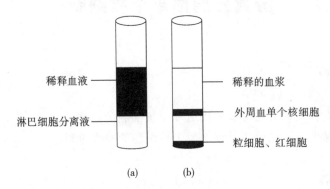

图 3-9　离心前后管内物质分布

(4) 用 5 倍以上体积的 HBSS 溶液或 PBS 溶液洗涤 PBMC 2 次(1500 r/min，5～10 min)，在末次离心后，吸尽上清液。

(5) 将 PBMC 重置于 10%FCS-RPMI-1640 培养液中，取样计数，并用 2%台盼蓝染液检测细胞活力，最后调整 PBMC 至合适浓度。用本法分离的 PBMC 纯度较高。

六、结果判定

离心后，离心管内出现如图 3-9(b)所示分层。在淋巴细胞分离液上方交界层细胞中，PBMC 应占 90%以上(细胞存活率高于 90%)，粒细胞少于 5%，血小板少于 0.5%，红细胞少于 7%。

七、注意事项

（1）淋巴细胞分离液应避光保存在 4 ℃的环境，使用时须先取出放在室温下，待其温度自然上升到 18～20 ℃后才可使用，临用前混匀即可；整个分离过程应在室温条件下完成。

（2）加稀释血液时，应将其叠加在淋巴细胞分离液上，不能搅动淋巴细胞分离液；避免稀释血液加入过快或过猛造成稀释血液与淋巴细胞分离液混合，严重影响细胞分离效果。

（3）不同种属的外周血单个核细胞（PBMC）的比重各不相同，分离人的外周血单个核细胞时淋巴细胞分离液的比重以 1.077 为最佳，小鼠为 1.088，大鼠为 1.087，马为 1.090，故不宜直接用比重为 1.077 的淋巴细胞分离液来分离动物的外周血单个核细胞。

八、讨论与思考

（1）吸取外周血单个核细胞时，应注意什么？

（2）配制好的外周血单个核细胞悬液一般置于 0～4 ℃保存，如果温度变化太快，会发生什么现象？

细胞免疫功能类检验

机体免疫系统在接受外来抗原或自身抗原的刺激后,通过细胞免疫和体液免疫及相关系统的相互协同作用,对抗原产生免疫,或消除抗原,或产生超敏反应,或产生免疫耐受。免疫细胞是指所有参与免疫应答的细胞,包括骨髓造血干细胞、淋巴细胞、单核-巨噬细胞和粒细胞等。这些免疫细胞的功能状态反映了机体免疫的状态,免疫细胞功能测定不仅能为临床疾病的发生、发展及转归做出一定的预测,同时还可为基础研究提供一定的实验依据。人体内的淋巴细胞分为 T 细胞、B 细胞和 NK 细胞,各有其特异的表面标志和功能,可据此建立相应的检测方法。本项目介绍测定细胞免疫功能的几种常用的方法,通过计数外周血和组织内淋巴细胞的数目,以及观察它们所显示的功能强弱,可以判断机体的细胞免疫或体液免疫水平,对疾病的发病机制的研究、病情的观察、预后的判断、疗效的考察等可提供有价值的依据。

任务一　E 玫瑰花环试验

一、任务目标

(1) 能阐述 E 玫瑰花环试验的原理。
(2) 熟悉 E 玫瑰花环试验的操作过程。

二、任务内容

(1) E 玫瑰花环试验的原理。
(2) E 玫瑰花环试验的操作过程。

三、实验原理

人体中成熟的 T 细胞表面的 CD2 分子,即为绵羊红细胞受体(ER)。在体外一定条件下,当 T 细胞与绵羊红细胞(SRBC)混合时,可形成以 T 细胞为中心,四周环绕 SRBC 的玫瑰花环,称为 E 玫瑰花环试验。E 玫瑰花环的形成是 T 细胞独有的标志。E 玫瑰花环试验可分为总 E 玫瑰花环试验和活性 E 玫瑰花环试验两种。总 E 玫瑰花环试验反映的是被检标本中 T

细胞的总数和百分率;而活性 E 玫瑰花环试验反映的是对 SRBC 具有高度亲和力的 T 细胞亚群,该亚群 T 细胞与 T 细胞的体内外功能活性有密切关系,在一定程度上反映机体细胞免疫的功能状况。

四、实验材料

肝素抗凝血;淋巴细胞分离液;无 Ca^{2+}、Mg^{2+} 的 Hank's 溶液;绵羊红细胞(SRBC)悬液;吸收灭活胎牛血清;0.8%戊二醛溶液(用生理盐水配制);瑞氏染液或吉姆萨染液;离心机;水浴箱;显微镜;吸管;试管;滴管等。

五、操作流程

(1)取肝素抗凝血 1 mL,加等量 Hank's 溶液稀释后,沿试管壁缓缓将肝素抗凝血加到 2 mL 淋巴细胞分离液上面,水平离心(2000 r/min,2 min),完成后小心吸取淋巴细胞分离液界面灰白色的淋巴细胞层,用 Hank's 溶液洗涤并离心(1500 r/min,10 min),弃去上清液,重复操作 2 次。用 Hank's 溶液调整淋巴细胞浓度至 $2×10^6$/mL。

(2)将新鲜 SRBC 悬液吸去上清液后取沉淀细胞,用 Hank's 溶液离心(1500 r/min,10 min)并洗涤,重复操作 3 次。将沉淀 SRBC 用 Hank's 溶液配制成 1% SRBC 悬液。

(3)总 E 玫瑰花环试验:分别将淋巴细胞悬液 0.1 mL、1%SRBC 悬液 0.1 mL 和吸收灭活胎牛血清 0.05 mL 混匀,在 37 ℃下水浴 10 min。离心(500 r/min,5 min)后转移到 4 ℃冰箱中放置 2 h 或过夜,吸去部分上清液,轻轻旋转悬浮细胞,沿管壁加 1 滴 0.8%戊二醛溶液固定细胞,放入 4 ℃冰箱静置 20 min。拿出后轻轻吸取 1 滴进行涂片,待自然干燥,用吉姆萨染液或瑞氏染液染色,在高倍镜下观察。

(4)活性 E 玫瑰花环试验:分别将淋巴细胞悬液 0.1 mL、1% SRBC 悬液 0.1 mL 和吸收灭活胎牛血清 0.05 mL 混匀,在 37 ℃下水浴 5 min,离心(500 r/min,5 min)后弃去部分上清液,轻轻摇匀后加亚甲蓝 1 滴,直接滴于载玻片上,加盖玻片计数。亦可加 0.8%戊二醛溶液 1 滴,数分钟后取 1 滴涂片,干燥后用吉姆萨染液或瑞氏染液染色,在高倍镜下观察。

六、结果判定

$$E \text{ 玫瑰花环形成率} = \frac{\text{形成 E 玫瑰花环细胞数}}{\text{形成 E 玫瑰花环细胞数} + \text{未形成 E 玫瑰花环细胞数}} × 100\%$$

一般总 E 玫瑰花环试验的 E 玫瑰花环形成率为 60%～80%,活性 E 玫瑰花环试验的 E 玫瑰花环形成率为 25%～40%。

在活性 E 玫瑰花环试验中,计数 200 个淋巴细胞,凡淋巴细胞周围吸附 3 个或 3 个以上 SRBC 者即为 E 玫瑰花环细胞。

七、注意事项

(1)影响 E 玫瑰花环试验结果的主要因素是淋巴细胞和绵羊红细胞(SRBC)的新鲜程度。

被检血样必须新鲜,采血后必须在 3～4 h 内进行实验,否则淋巴细胞死亡,受体脱落,可影响实验结果。

(2) 如果用阿氏液保存 SRBC,保存时间最长不应超过 3 周,且不溶血。

(3) 在未加戊二醛溶液固定前避免剧烈摇动混合液,防止已经结合在淋巴细胞膜上的 SRBC 脱落,降低 E 玫瑰花环形成率。

(4) 0.8% 戊二醛溶液必须用生理盐水配制,否则红细胞会因处于低渗溶液中而裂解,造成实验失败。

(5) 不同种类的红细胞与 E 玫瑰花环的形成率有关。如马的淋巴细胞与豚鼠红细胞结合较好,而驴的淋巴细胞则与绵羊红细胞结合较好。

八、讨论与思考

(1) 实验中加入吸收灭活胎牛血清有何作用?
(2) 在未加戊二醛溶液固定前剧烈摇动混合液,对实验有何影响?

任务二　淋巴细胞转化试验

一、任务目标

(1) 能阐述淋巴细胞转化试验的原理。
(2) 熟悉淋巴细胞转化试验的操作过程。

二、任务内容

(1) 淋巴细胞转化试验的原理。
(2) 淋巴细胞转化试验的操作过程。

三、实验原理

淋巴细胞转化试验又称淋巴细胞增殖试验。淋巴细胞与植物血凝素(PHA)或刀豆蛋白 A(ConA)等非特异性有丝分裂原(或与结核菌素纯化蛋白衍生物(PPD)等特异性抗原)在体外共同培养时,淋巴细胞内核酸和蛋白质合成增加,同时淋巴细胞形态转化为淋巴母细胞形态,表现为细胞体积增大 4～5 倍、胞质增多等形态学改变,细胞内 DNA 与蛋白质的合成增加,进一步发生细胞增殖。恶性肿瘤和活动性结核病、慢性病毒性肝炎患者的 T 细胞转化率低于正常水平,因此可作为测定机体免疫功能的指标之一。根据 T 细胞的转化程度,通过计算 T 细胞转化率来判断人体细胞免疫功能的状况,以此来测定 T 细胞的免疫应答功能。常用的方法有形态计数法和 ^{3}H-TdR 掺入法。

1. 形态学检查法　将人外周血或分离的淋巴细胞与 PHA 共同培养一定时间,T 细胞受到非特异性有丝分裂原或特异性抗原刺激后被激活,其形态和代谢产生一系列变化,T细胞发生转化而出现大量的淋巴母细胞。取培养细胞涂片染色,镜下计数转化的淋巴母细胞数,通过计算其转化率来判断机体的细胞免疫水平。

2. ^{3}H-胸腺嘧啶核苷(^{3}H-TdR)掺入法 T细胞大多处于 G_0 期,当其受PHA刺激后,则进入细胞周期进行有丝分裂,当细胞进入S期时,细胞合成DNA的量明显增加,此时,在培养基中加入 ^{3}H 标记的DNA前体物质胸腺嘧啶核苷(^{3}H-TdR),则 ^{3}H-TdR作为合成DNA的原料被摄入细胞,掺入新合成的DNA中。培养结束后,离心除去剩余的 ^{3}H-TdR,测定细胞内放射量,即可推断出T细胞的转化程度。

四、实验材料

1. 形态学检查法 标本(肝素抗凝血),细胞培养液(50 μg/mL PHA溶液,10% FCS-RPMI-1640完全培养液),离心机,CO_2 培养箱,显微镜等。

2. ^{3}H-TdR掺入法 标本(肝素抗凝血),细胞培养液(10% FCS-RPMI-1640完全培养液,100 μg/mL PHA溶液),^{3}H-TdR(放射性为 $(5.5\sim7.4)\times10^{12}$ Bq/mL,用时每管加20 μL,终浓度约为 3.7×10^4 Bq/mL),闪烁液(2,5-二苯基噁唑(PPO)5.0 g、1,4-双-(5-苯基-2噁唑基)-苯(POPOP)0.3 g溶于1000 mL甲苯中),96孔培养板,49型玻璃纤维滤纸,多头细胞收集器,液体闪烁仪,闪烁瓶,离心管等。

五、操作流程

(一)形态学检查法

(1)取无菌肝素抗凝血1 mL,注入3 mL细胞培养液中。若用分离的淋巴细胞,则将其调整为浓度为 3×10^6/mL的淋巴细胞悬液,同时设对照组。

(2)将细胞在37 ℃下转化培养72 h,每天摇匀1次。

(3)将细胞悬液离心,先在低渗溶液中破坏红细胞,即培养后离心(1000 r/min,10 min),弃去上清液,每支离心管中加蒸馏水2 mL,1 min后加高渗盐水恢复为等渗状态,再进行离心,弃去上清液,将细胞混匀,取悬液制成涂片。吉姆萨染色后在油镜下观察计数。

(二)^{3}H-TdR掺入法

(1)取无菌肝素抗凝血,加入细胞培养液中配制成 1×10^6/mL的细胞悬液,放入96孔培养板,每孔100 μL。

(2)在其中3孔中每孔加100 μg/mL PHA溶液,另3孔每孔加细胞培养液100 μL做对照,在5% CO_2 培养箱(37 ℃)中培养;培养48 h后,每孔加入1 μCi/mL ^{3}H-TdR,继续培养至72 h。

(3)培养完成后,用多头细胞收集器将每孔培养物分别收集到玻璃纤维滤纸上,依次用生理盐水、5%三氯乙酸和无水乙醇通过滤纸。

(4)将滤纸于80 ℃下烘干1 h,分别将每片滤纸浸于盛有5 mL闪烁液的闪烁瓶中,在液体闪烁仪上测定每瓶中的cpm值。

六、结果判定

（一）形态学检查法

结果根据细胞大小、核和胞质特征等进行判别。转化过程中，常见的细胞类型有以下几种：淋巴母细胞、过渡型淋巴细胞、核分裂象细胞、成熟淋巴细胞等。转化和未转化的淋巴细胞形态特征见表 3-3 所示。

表 3-3　转化和未转化的淋巴细胞形态特征

细胞特征		转化的淋巴细胞		未　转　化
		淋巴母细胞	过渡型淋巴细胞	
细胞大小（直径）/μm		12～20 或更大	12～16	6～8
细胞核	大小、位置	增大，多偏于一侧	增大，位于中央或稍偏	不增大，多位于中央
	核仁	清晰，1～4 个	有或无	无
	染色质	疏松	较疏松	致密团聚
	有丝分裂	有时可见	无	无
细胞质	数量	多	较多	较少
	嗜碱性	++++	+++～++	+++～++
	伪足	常可见	+或-	-
	空泡	常可见	+或-	-

（二）^{3}H-TdR 掺入法

将 PHA 刺激管和对照管各自的平均 cpm 值，代入公式计算 PHA 刺激指数（SI）：

$$SI = \frac{\overline{cpm}_{(PHA刺激管)}}{\overline{cpm}_{(PHA对照管)}}$$

七、注意事项

（1）培养基成分对转化率影响较大，注意其有效期。

（2）^{3}H-TdR 掺入法的影响因素较多，如培养时间、PHA 浓度、^{3}H-TdR 的活性等，因此各实验室应严格控制实验条件。

（3）^{3}H-TdR 容易造成环境污染，相关操作必须在相应的实验室进行。

八、讨论与思考

PHA 的剂量过大或过小对淋巴细胞转化有何影响？

项目六 抗体纯化类实验

许多实验需要用到纯化的抗体进行定性或定量操作,因此,提纯抗体具有非常重要的意义。常用的抗体提纯方法有盐析法、离子交换层析法、凝胶过滤法、亲和层析法及高效液相色谱法等,由于这些方法有各自的优缺点,因此要根据实验室具体条件、抗体特点和纯度要求等加以选择。需要注意的是,每一次纯化过程都会使抗体的活性和绝对量受到损失,因此抗体的纯化要根据实验需要进行,尽量减少不必要的纯化过程。

任务一 盐析法粗提抗体

一、任务目标

(1) 能阐述盐析法提纯抗体的原理。
(2) 熟悉盐析法的操作过程。

二、任务内容

(1) 盐析法提纯抗体的原理。
(2) 盐析法的操作过程。

三、实验原理

高浓度的中性盐离子,能夺取蛋白质分子的水化层,使蛋白质胶粒失水,发生凝集而析出沉淀,这种用中性盐使蛋白质析出的方法称为盐析法。盐析法是分离蛋白质的常用方法,有操作简便而又不引起蛋白质变性失活、对 pH 和温度要求较低等优点。

不同的蛋白质析出时所需要的盐溶液浓度也不同,因此,可以利用这个特性,在血清中加入不同浓度的盐溶液,使血清中各蛋白质成分分别析出。能使蛋白质析出的盐种类较多,如硫酸铵、氯化钠、硫酸镁、硫酸钠、磷酸盐等。最常用的是硫酸铵,因为其溶解度较大,且受温度影响较小。例如,在 0～30 ℃ 的范围内,硫酸铵的溶解度为 676～767 g/L,变化较小,因此硫酸铵在室温或 4 ℃ 下都能进行盐析。其他盐类的溶解度受温度影响较大,需要在 30 ℃ 以上进行盐析,因而多不用于抗体提纯。

四、实验材料

硫酸铵,生理盐水,血清样品,氨水,PBS 透析液(0.01 mol/L、pH 为 7.4),磁力搅拌器等。

五、操作流程

(1)制备饱和盐溶液:称取 400 g 硫酸铵倒入烧杯中,加入 500 mL 蒸馏水,在 70~80 ℃下水浴搅拌至溶解,并在室温下放置过夜。随着温度的下降,部分硫酸铵会结晶析出,溶液因此达到饱和状态。再用氨水调节 pH 至 7.0~7.2,备用。

(2)盐析:将血清样品和生理盐水等量混合,再在磁力搅拌器的搅拌下逐滴缓慢加入饱和硫酸铵溶液至所需浓度,在室温下静置 30 min 或在 4 ℃下放置过夜,离心后弃去上清液,沉淀用生理盐水溶解。具体步骤见饱和硫酸铵粗提血清 IgG 流程图(图 3-10)。

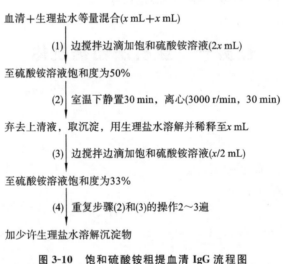

图 3-10　饱和硫酸铵粗提血清 IgG 流程图

(3)透析:纯化后的抗体中含有大量中性盐成分,长期混在一起会影响抗体的活性和后续应用,因此需要去盐。去盐的方法有透析法、超滤法和葡聚糖凝胶 G50 层析法等。透析法的操作步骤如下:将已预处理的透析袋一端用橡皮筋扎紧,装水试验不漏后加入待去盐的粗提抗体溶液并扎紧透析袋。将透析袋悬于 PBS 透析液中,并放置在 4 ℃下进行操作,每 3~4 h 更换一次 PBS 透析液,直到 PBS 透析液用纳氏试剂检测出不含 NH_4^+、用 1‰ $BaCl_2$ 溶液测定出无 SO_4^{2-} 才结束实验。

(4)测定蛋白质的含量后,将其放置于 4 ℃冰箱中或低温(−20 ℃以下)环境下保存。

六、结果判定

测定蛋白质的含量。

七、注意事项

（1）抗体对温度比较敏感，长时间暴露在室温下可使其活性降低甚至失活，因此，抗体的纯化过程需在 4 ℃环境中进行。

（2）蛋白质溶液的 pH 与蛋白质等电点相同时，蛋白质的溶解度最低。γ球蛋白的等电点为 7.3。

（3）若蛋白质溶液浓度过高，纯化时会出现其他蛋白质与抗体蛋白一起沉淀的现象，称为共沉淀现象。因此蛋白质溶液合适的浓度应该在 2.5%～3%，如果过高则需用生理盐水先进行稀释。

八、讨论与思考

如何测定蛋白质的含量？

任务二　离子交换层析法纯化抗体

一、任务目标

（1）能阐述离子交换层析法的原理。
（2）熟悉离子交换层析法的操作过程。

二、任务内容

（1）离子交换层析法的原理。
（2）离子交换层析法的操作过程。

三、实验原理

在纯化蛋白质的层析法中，离子交换层析法具有对蛋白质的分辨率高、操作简单、重复性好、成本低等优点，因此其使用最为广泛。实验中，先用饱和硫酸铵盐析法粗提血清 IgG（任务一实验内容），再用二乙氨乙基纤维素（DEAE 纤维素）柱层析法纯化 IgG。DEAE 纤维素柱为阴离子交换树脂，在弱碱性环境下带正电荷，而血清蛋白带负电荷，因此可利用异性相吸的原理来吸附血清蛋白，蛋白质所带的负电荷越多，则吸附的速度越快。在血清中，各种蛋白质的吸附顺序为白蛋白＞α球蛋白＞β球蛋白＞γ球蛋白。IgG 属于 γ球蛋白，吸附能力最弱，因此，使用具有一定离子强度和酸碱度的缓冲溶液洗柱时，能先被交换洗出，从而达到分离纯化的目的。

四、实验材料

二乙氨乙基纤维素（DEAE 纤维素），NaOH 溶液（0.5 mol/L），HCl 溶液（0.5 mol/L），磷酸缓冲溶液（PB），粗提 IgG，玻璃管层析柱，蛋白收集仪。

五、操作流程

1. 二乙氨乙基纤维素（DEAE 纤维素）的处理　DEAE 纤维素先用蒸馏水浸泡过夜、漂洗数次，再用带两层滤纸的布氏漏斗减压、抽滤、沥干。用适量 0.5 mol/L NaOH 溶液浸泡 1 h，然后用蒸馏水洗涤至中性；再用适量 0.5 mol/L HCl 溶液浸泡 30 min，用蒸馏水洗涤至中性；接着再用 0.5 mol/L NaOH 溶液浸泡 1 h，然后用蒸馏水洗涤至中性；最后用适量磷酸缓冲溶液（PB）反复浸泡至平衡状态。以上每一步清洗后都用布氏漏斗进行减压、抽滤、沥干。

2. 装柱　根据交换量选用玻璃管层析柱（蛋白质/纤维素值为 1/10）。一般直径约为 2.5 cm、长为 10～15 cm 的层析柱可以层析 20 mL 原始血清中的 IgG。装柱时，将玻璃管竖直固定在柱架上，下端细塑料管出口不要夹死，将步骤 1 制得的 DEAE 纤维素慢慢倒入层析柱内，液体部分从下端出口流出，DEAE 纤维素逐渐沉积于层析柱内，注意避免出现气泡、分层或干裂，最后用 0.01 mol/L、pH 为 7.4 的 PB 在层析柱内平衡过夜。

3. 加样　将粗提 IgG 加入层析柱内（加样量为层析柱床体积的 1/10），下端出口缓慢放液，待粗提 IgG 全部进入层析柱内，则夹死出口，静置 30 min。

4. 洗脱　用 0.02 mol/L、pH 为 7.4 的 PB 溶液洗脱，保持层析柱下端出口流速为 1.5～2 mL/min，分管收集，并用 10% 磺基水杨酸检测蛋白质。在这个过程中，IgG 最先被洗脱出来，收集至约 1/2 柱体积洗脱液后停止，然后合并同一洗脱峰各管的洗脱液。或者用蛋白收集仪收集。

5. 浓缩　常用反透析法，将洗脱液装入透析袋内，用聚乙二醇或蔗糖等大分子物质包埋，使水分透出，袋内 IgG 则被浓缩。也可用冷冻干燥等方法浓缩蛋白质。

6. 测蛋白质含量　测定浓缩后 IgG 的含量，然后在 IgG 中加入保护剂（如甘油）或防腐剂（如 0.02% 叠氮钠）等，放置在低温下（−20 ℃以下）保存。

六、结果判定

可用琼脂扩散法或环状沉淀法等方法测定蛋白质含量。

七、注意事项

（1）用离子层析柱提取一次抗体后，如需重复提取同一样品，只需用高盐缓冲溶液（如 2 mol/L NaCl 溶液）洗至 280 nm 波长处 OD 值为 0，用上述缓冲溶液平衡后即可使用。如果要提取其他抗体或血清，则需要重新进行步骤 1 和步骤 2 的操作。如果洗去蛋白质后的离子层析柱暂时不用，则可用 10% 正丁醇溶液进行保存。

（2）不同厂家不同批号的 DEAE 纤维素的质量有很大差异，应加以选择。DEAE 纤维素在使用前必须进行酸碱处理。

（3）上样前,样品必须用初始缓冲溶液充分透析,且加样量不要超过柱床体积的1/10。

八、讨论与思考

选择阴离子交换树脂时应注意哪些问题?

补体参与的免疫反应实验

补体是存在于人和脊椎动物血清及组织液中的一组活化后具有酶活性的糖蛋白,约占血清总蛋白含量的 10%。在正常情况下,机体循环中的补体成分均以无活性的前体形式存在,可通过传统途径或旁路途径而被激活。补体激活过程中分解的产物有杀菌、溶菌、灭活病毒、破坏细胞及促进血液凝固等作用,是整个机体免疫功能的重要组成部分。但补体不耐热,56 ℃、30 min 就可使其失去活性,这一过程称为"灭能"或"灭活",因此,此类实验需在较低温度下进行。

在各种动物血清中,补体的含量以豚鼠血清为最高,成分较全,效价稳定,采取方便,因而常将豚鼠的全血清作为补体来使用。本项目主要介绍免疫复合物中的 IgG 和 IgM 与适量补体结合引起复合物溶解的相关反应,主要包括溶血反应、补体结合试验、溶血空斑试验等。

任务一　溶　血　反　应

一、任务目标

(1) 能阐述溶血反应的原理。
(2) 熟悉溶血反应的操作过程。

二、任务内容

(1) 溶血反应的原理。
(2) 溶血反应的操作过程。

三、实验原理

绵羊红细胞(SRBC)与其相应抗体(抗 SRBC)结合后,在有电解质存在时可发生凝集现象,若同时有补体存在,则补体被激活,可导致绵羊红细胞被破坏溶解,出现肉眼可见的溶血现象,称为补体参与的溶血反应。因此,抗 SRBC 又被称为溶血素。溶血反应通常用来作为补体结合反应中的指示系统。

四、实验用材

1‰绵羊红细胞悬液(抗原),溶血素(抗体),新鲜豚鼠血清(补体),生理盐水,试管,吸管,记号笔。

五、操作流程

(1) 取小试管 3 支,编号,各管按表 3-4 要求加入各种试剂。

表 3-4 向各试管中加入试剂的名称和体积(一)

试剂名称	管 号		
	1	2	3
1‰绵羊红细胞悬液	0.5 mL	0.5 mL	0.5 mL
溶血素(2 U/mL)	0.5 mL	0.5 mL	—
豚鼠血清(2 U/mL)	0.5 mL	—	0.5 mL
生理盐水	0.5 mL	1.0 mL	1.0 mL

(2) 将上述 3 支试管放置在 37 ℃水浴中 15～30 min,观察有无溶血现象。如果绵羊红细胞发生溶解,则会由红色的混浊液变为红色的透明液。

(3) 将不溶血试管(2 号、3 号试管)进行低速离心 3～5 min,使绵羊红细胞沉淀。然后将 2 号试管中的上清液倒入(或用毛细吸管吸入)4 号试管,将 3 号试管中的上清液倒入 5 号试管,然后再根据表 3-5 要求加入各种试剂。

表 3-5 向各试管中加入试剂的名称和体积(二)

试剂名称	管 号			
	4(2 号试管沉淀物)	5(3 号试管沉淀物)	6(2 号试管上清液)	7(3 号试管上清液)
1‰绵羊红细胞悬液	—	—	0.5 mL	0.5 mL
溶血素(2 U/mL)	—	0.5 mL	—	0.5 mL
豚鼠血清(2 U/mL)	0.5 mL	—	0.5 mL	—
生理盐水	2.5 mL	2.5 mL	—	—

(4) 混匀后,将上述 4 支试管置 37 ℃水浴中 15～30 min,观察结果。

六、结果判定

步骤(2)中 1 号试管,步骤(4)中 4 号、7 号试管出现溶血,其余试管均不溶血。

七、注意事项

(1) 配制 1‰绵羊红细胞悬液时,应将绵羊红细胞悬液洗涤 3 次,然后用压积绵羊红细胞配制,必须现用现配;未经洗涤的绵羊红细胞悬液可在 4 ℃冰箱中保存 1 周。

（2）补体最好采用 3 只以上的豚鼠混合血清,并要求新鲜;如果一定要保存,则可将其放置在－20 ℃以下的环境中,可保存 3 个月左右;采集补体用的容器要清洁,并及时分离血清,离心速度不应太高(2000～3000 r/min),否则极易引起溶血;补体性质极不稳定,需对实验条件和各个环节加以严格控制;水浴温度一定不能高于 37 ℃。

（3）实验前应对抗体和补体的效价进行测定,找出最合适的浓度,否则按表 3-5 加入试剂后会出现混乱结果。新鲜补体一般作 1∶30 稀释。

八、讨论与思考

（1）对抗体和补体可采用什么方法防腐?
（2）绵羊红细胞为什么需要现用现配?

任务二　补体结合试验

一、任务目标

（1）能阐述补体结合试验的原理。
（2）熟悉补体结合试验的操作过程。

二、任务内容

（1）补体结合试验的原理。
（2）补体结合试验的操作过程。

三、实验原理

补体结合试验是一种有补体参与,并以绵羊红细胞和溶血素作为指示系统来检测抗原与抗体是否发生特异性结合的抗原-抗体反应。参与反应的五种成分可分为两个部分。一个部分为待检体系,是由已知抗原(或抗体)和待检的抗体(或抗原)组成的;另一个部分为指示体系,即绵羊红细胞及其相应的溶血素。待检体系的抗原、抗体和补体先接触发生作用后,再加入指示体系。如果出现溶血现象,则为补体结合试验阴性,说明待检体系中的抗原与抗体不对应或缺少一方,不能固定补体。所以游离的补体被后来加入的指示体系所固定,导致绵羊红细胞溶解。如果不出现溶血现象,则为补体结合试验阳性,表示待检体系中的抗原与抗体相对应,两者特异性结合后固定了补体,无游离的补体与指示体系结合,故不出现溶血现象。

本实验的敏感性、特异性都比较高,可用于检测某些病毒、立克次体和梅毒螺旋体等。但由于参与实验的成分的量需要相互对应,因此做本实验之前必须通过一系列预实验来确定补体、溶血素、抗原或抗体的使用量。本任务采用伤寒杆菌的提取液作为抗原与其免疫血清做定性实验。

四、实验材料

补体(2 U,即按1∶30稀释的豚鼠新鲜血清),抗体(按1∶5稀释的伤寒杆菌免疫血清),抗原(按1∶50稀释的伤寒杆菌抗原、按1∶80稀释的痢疾杆菌抗原),指示体系(2 U溶血素(抗绵羊红细胞抗体,取按1∶100稀释的溶血素1 mL加生理盐水47 mL配制而成)、2%绵羊红细胞悬液),小试管,吸管。

五、操作流程

取6支试管,编号,按表3-6的顺序加入各种试剂进行操作。

表3-6 补体结合试验各试剂用量及结果

试管	伤寒杆菌免疫血清	伤寒杆菌抗原	痢疾杆菌抗原	补体	生理盐水	摇匀,放置在37 ℃水浴中约15 min	溶血素	2%绵羊红细胞悬液	摇匀,放置在37 ℃水浴中15～30 min	结果
1	0.2 mL	0.2 mL	—	0.2 mL	—		0.2 mL	0.2 mL		不溶血
2	0.2 mL	—	0.2 mL	0.2 mL	—		0.2 mL	0.2 mL		溶血
3	0.2 mL	—	—	0.2 mL	0.2 mL		0.2 mL	0.2 mL		溶血
4	—	0.2 mL	—	0.2 mL	0.2 mL		0.2 mL	0.2 mL		溶血
5	—	—	—	0.2 mL	0.4 mL		0.2 mL	0.2 mL		溶血
6	—	—	—	—	0.6 mL		0.2 mL	0.2 mL		不溶血

注:1号试管为试验管;2号试管为特异性对照管;3号试管为血清对照管;4号试管为抗原对照管;5号试管为补体对照管;6号试管为溶血素(指示体系)对照管。

六、结果判定

观察各管的溶血情况并记录,分析其意义。

七、注意事项

(1)以细菌作为抗原时,应使用细菌的提取液而不用悬液,通过滴定找出最适合的稀释度。

(2)血清需灭活(56 ℃,30 min)。

(3)补体结合试验操作繁杂,且需要十分细致,反应的各个组分的量必须有恰当的比例,特别是补体和溶血素的用量,在进行实验之前,必须精确测定溶血素和补体的效价,以确定它们的用量,保证实验结果的准确性。

八、讨论与思考

血清为什么需要灭活？

任务三　溶血空斑试验

一、任务目标

（1）能阐述溶血空斑试验的原理。
（2）熟悉溶血空斑试验的操作过程。

二、任务内容

（1）溶血空斑试验的原理。
（2）溶血空斑试验的操作过程。

三、实验原理

溶血空斑试验是一种在体外检测单个抗体形成细胞（浆细胞）的方法，又称体外抗体形成细胞测定技术。经绵羊红细胞（SRBC）免疫的小鼠脾细胞与一定量的绵羊红细胞（靶细胞）混合后，脾细胞中的抗体形成细胞与绵羊红细胞结合，并分泌出抗绵羊红细胞抗体（溶血素），补体系统被激活。在补体参与下，抗体形成细胞使周围受到抗体分子致敏的绵羊红细胞溶解，形成肉眼可见的溶血空斑，每一个溶血空斑代表一个抗体形成细胞。溶血空斑试验根据所操作的方法不同可分为直接溶血空斑试验、间接溶血空斑试验、琼脂固相法、小室液相法等。此技术不仅是免疫基本理论研究的有力工具，被广泛用于检测产生各类免疫球蛋白及其亚类的抗体形成细胞，还可作为临床筛选抗肿瘤新药及研究中药对抗体免疫功能影响的免疫学指标。

四、实验材料

20％绵羊红细胞悬液（用 Hank's 溶液配制），琼脂或琼脂糖（表层琼脂 0.7％、底层琼脂 1.4％，用 Hank's 溶液配制），右旋糖酐（DEAE 葡聚糖，分子质量约 500 kD，用蒸馏水配制成 10 mg/mL），补体（新鲜豚鼠血清：用前经靶细胞吸收，1 mL 压积绵羊红细胞加 20 mL 补体，放置在 4 ℃下约20 min，离心后取上清液，用 Hank's 溶液稀释为 1∶10），胎牛血清（56 ℃、30 min灭活，并经绵羊红细胞吸收），Hank's 溶液，水浴箱，1 mL 注射器，青霉素小瓶，玻璃平皿（7 cm×1.5 cm），200 目不锈钢滤网等。

五、操作流程

（1）将 5 mL 融化的底层琼脂（1.4％）倾注入玻璃平皿内成一薄层，待凝固后置 40 ℃湿盒内保温备用。

（2）将每管含 2 mL 表层琼脂（0.7％）的试管加热融化后，置于 47～49 ℃水浴箱中保温备用。

（3）免疫小鼠脾细胞悬液的制备：

①用绵羊红细胞免疫小鼠：选用纯系、体重为 25 g 左右的小鼠，腹腔注射 20％绵羊红细胞悬液 1 mL（约 4×10^8/mL）。如果是测定直接溶血空斑，则用免疫后 4 天的小鼠；如果是测定间接溶血空斑，则用免疫后 10 天的小鼠。

②免疫小鼠先用乙醚麻醉，然后拉脱颈椎致死，取出脾脏放在周围有碎冰块的青霉素瓶内，先用剪刀将其剪碎，再加冷 Hank's 溶液 3～5 mL，用吸管吹打，使细胞分散均匀。用 200目不锈钢滤网过滤并离心弃去上清液，沉淀细胞用冷的 Hank's 溶液洗涤 2 次后重悬于 1 mL冷的 Hank's 溶液内，放置在冰浴中。

③脾细胞用白细胞计数法计数，并用台盼蓝检查活细胞的百分率，按照活细胞的百分率将脾细胞制成 $5 \times 10^6 \sim 1 \times 10^7$/mL 浓度的细胞悬液。

（4）实验平皿的制备：将含有底层琼脂的玻璃平皿和所有试剂（除脾细胞外）先预温至40 ℃左右。装有 0.7％表层琼脂的试管先预温至 47～49 ℃，依次加入右旋糖酐 0.1 mL，胎牛血清 0.1 mL，20％绵羊红细胞悬液 0.1 mL，脾细胞悬液 0.1 mL。迅速将小试管在水浴中振荡，使各成分混匀，再立即倾入预温至 40 ℃的底层琼脂面上，然后在水平台上轻轻旋转使之均匀平铺，静置凝固后放置在 37 ℃下温育 1 h。

（5）加补体：在每个实验平皿内加 1∶10 稀释的补体 1.5～2 mL，在 37 ℃下继续保温30 min，然后在室温下放置 1 h，并在 4 ℃冰箱中放置过夜，次日倒去多余补体，即可用肉眼或放大镜（或立体显微镜）观察溶血空斑，计数。

六、结果判定

将实验平皿划分成几个小格，用放大镜或立体显微镜观察并计数溶血空斑总数，再换算出每百万脾细胞中所含抗体形成细胞数。

七、注意事项

（1）离体的脾细胞应该放置在 4 ℃或以下的环境中保存，防止抗体分泌和细胞死亡。

（2）在制备实验平皿时，所有玻璃器皿和各种试剂均须预温。各种试剂在加入试管后，应与 0.7％表层琼脂迅速充分混匀，然后立即倾倒于底层琼脂上。操作要迅速，并避免产生气泡，否则实验极易失败。

（3）如果用琼脂糖代替琼脂，制备实验平皿时可不加右旋糖酐。制备底层平皿和实验平皿时，均须将平皿置于水平台上，以保证将琼脂面铺平。

（4）加入的补体应均匀覆盖于表层琼脂上。

八、讨论与思考

（1）实验中选用的免疫小鼠有什么特点？

（2）0.7％表层琼脂必须放置在 47～49 ℃水浴中保温。温度过高或过低时，对实验有何影响？

（3）右旋糖酐的作用是什么？

项目八 超敏反应检测

超敏反应,又称为变态反应,是指机体对某些抗原初次应答后,再次接触相同抗原刺激时发生的一种以机体生理功能紊乱或组织细胞损伤为主的特异性免疫应答,属于病理性免疫应答。通常可分为四种类型:Ⅰ型(速发型)、Ⅱ型(细胞毒型)、Ⅲ型(免疫复合物型)、Ⅳ型(迟发型或细胞介导型)。本项目主要介绍超敏反应的相关实验技术,以便了解超敏反应及其发病机制和临床检测。

任务一 豚鼠过敏试验

一、任务目标

(1)能阐述豚鼠过敏试验的原理。
(2)熟悉豚鼠过敏试验的操作方法。

二、任务内容

(1)豚鼠过敏试验的原理。
(2)豚鼠过敏试验的操作方法。

三、实验原理

豚鼠过敏试验属Ⅰ型超敏反应,与青霉素和异种血清所引起的人类过敏性休克相似。先给豚鼠注射异种蛋白,经过一定时间后,过敏原刺激豚鼠产生 IgE 抗体,此抗体与肥大细胞、嗜碱性粒细胞表面的 IgE Fc 受体结合,使豚鼠处于致敏状态。当同一致敏原第二次大量刺激豚鼠后,可使肥大细胞、嗜碱性粒细胞脱颗粒,同时释放出大量生物活性介质如组胺、缓激肽等作用于效应器官,豚鼠产生严重的过敏反应甚至是过敏性休克而死亡。

四、实验材料

豚鼠(体重150 g左右的幼小豚鼠3只),抗原(5%和10%结晶卵蛋白生理盐水溶液、5%

蛋清生理盐水溶液),无菌注射器,雾化器,玻璃罩等。

五、操作流程

(1)甲豚鼠预先在腹部皮下注射5%结晶卵蛋白生理盐水溶液0.8 mL,隔两天后再注射一次;乙豚鼠预先在腹部皮下注射5%蛋清生理盐水溶液,隔两天后再注射一次;甲、乙两只豚鼠的注射时间保持一致,使动物致敏。丙豚鼠注射0.8 mL生理盐水溶液作为正常对照。

(2)约14天后将甲、乙、丙3只豚鼠同时放在一个玻璃罩内,然后用雾化器将10%结晶卵蛋白生理盐水溶液向玻璃罩内雾化3~5 min。观察3只豚鼠的反应。

六、结果判定

甲豚鼠发生过敏反应,开始出现不安、抓鼻、竖毛、打喷嚏等现象,继而出现呼吸局促、呼吸困难、明显腹式呼吸,最后发生痉挛性跳跃、大小便失禁、倒向一侧,甚至休克死亡。这是豚鼠发生过敏性休克的典型症状。由于豚鼠的个体差异,反应轻重程度会有所不同。将死亡豚鼠进行解剖,可见肺部极度气肿,胀满整个胸腔。乙、丙豚鼠则无任何症状发生。可根据表3-7判断豚鼠过敏反应级数。

表3-7 豚鼠过敏反应级数判断表

反 应 级 数	反 应 症 状
0	无明显反应
1	偶有抓鼻,轻微颤抖或竖毛
2	多次咳嗽、跳跃,伴有呼吸困难
3	咳嗽,抓鼻,颤抖和竖毛,抽搐
4	痉挛性跳跃,大小便失禁,休克死亡(解剖时可发现肺气肿)

如果过敏反应级数达到2级及以上,则认为是过敏反应阳性。

七、注意事项

(1)选择大小合适的豚鼠,体重过大或过小对实验的成功均有影响。
(2)注射抗原的剂量要恰当,剂量太高或太低都会对动物的致敏产生较大影响。
(3)结晶卵蛋白很容易长细菌,尤其是夏天。因此,应现配现用,防止细菌生长。如果没有结晶卵蛋白,可以用新鲜的蛋清代替。
(4)如果雾化效果不好,会对实验产生很大影响,甚至不会出现过敏现象。

八、讨论与思考

各种类型超敏反应的病症分别是什么?

任务二　血清总 IgE 的测定——酶联免疫吸附试验(ELISA)

一、任务目标

(1) 能阐述用 ELISA 方法测定血清总 IgE 的原理。

(2) 熟悉用 ELISA 方法测定血清总 IgE 的操作过程。

二、任务内容

(1) ELISA 方法测定血清总 IgE 的原理。

(2) ELISA 方法测定血清总 IgE 的操作过程。

三、实验原理

血清总 IgE 是针对各种抗原的特异性 IgE 的总和。正常人血清中 IgE 含量极低,一般需采用灵敏度较高的放射免疫测定或 ELISA 等方法进行检测。

本实验用 ELISA 方法,将小鼠抗人 IgE 单克隆抗体包被到固相载体酶标板上,然后与待检样本中的 IgE 特异性结合,加入小鼠抗人 IgE 酶标抗体使之与固相载体上的 IgE 结合,再加入底物后,酶催化底物产生颜色,根据呈色深浅,与标准曲线比较即可得出总 IgE 的含量。

四、实验材料

包被缓冲溶液(0.05 mol/L、pH 为 9.6 的碳酸盐缓冲溶液),蚕丝(SC,蚕茧浸出液),小鼠抗人 IgE 酶标抗体(单抗),待检人血清,标本稀释缓冲溶液(1％牛血清白蛋白＋0.05％吐温－20＋0.01 mol/L、pH 为 7.2 的 PBS),洗涤液(pH 为 7.4 的 PBS-吐温-20),底物缓冲溶液,底物(邻苯二胺(OPD)或四甲基联苯胺(TMB)),30％过氧化氢溶液;终止液(2 mol/L H_2SO_4 溶液);聚苯乙烯酶标板,塑料洗瓶或酶标板洗板机,酶标仪,移液器,冰箱,水浴箱等。

五、操作流程

(1) 用包被缓冲溶液将蚕丝稀释至 10 $\mu g/mL$,然后包被到聚苯乙烯酶标板上,100 μL/孔,在 4 ℃下过夜放置。

(2) 用洗涤液洗聚苯乙烯酶标板 3 次,然后加入待检人血清(一般按 1∶5 稀释)100 μL/孔,设 3 个复孔,在 37 ℃下放置 2 h 后,再洗板 3 次。

(3) 加适当稀释的小鼠抗人 IgE 酶标抗体 100 μL/孔,在 37 ℃下放置 2 h 后,洗板 3 次。

（4）加入新配制的底物 100 μL/孔，37 ℃下避光显色 30 min。

（5）每孔加 2 mol/L H_2SO_4 溶液 50 μL 终止反应。

（6）用酶标仪在 490 nm 波长（OPD）或 450 nm 波长（TMB）测各孔的 OD 值。

六、结果判定

根据 OD 值来表示，正常对照组 OD 均值 X 加上 2 个标准差（$X+2SD$）为正常值上限。患者的 OD 值大于等于正常对照组 OD 值 1.5 倍以上才视为有意义，将正常对照组与患者的 OD 均值以 t 检验进行比较，以 $P<0.05$ 为差异有统计学意义。

七、注意事项

（1）测定特异性 IgE 抗体时常遇到的一个问题是本底偏高，为克服此现象，在包被和洗板后可用适当浓度的牛血清白蛋白（1％～5％）或小牛血清（10％或更高）封闭酶标板。

（2）变应原种类繁多，理化性质和生物学性质各异，用于包被的变应原纯度也各不相同，因此，须根据所用变应原的具体情况摸索出最佳的实验条件。

八、讨论与思考

步骤（2）为什么要设复孔，有何意义？

任务三　肥大细胞脱颗粒试验

一、任务目标

（1）能阐述肥大细胞脱颗粒试验的原理。

（2）熟悉肥大细胞脱颗粒试验的操作过程。

二、任务内容

（1）肥大细胞脱颗粒试验的原理。

（2）肥大细胞脱颗粒试验的操作过程。

三、实验原理

肥大细胞脱颗粒是肥大细胞的一种功能状态。肥大细胞胞质内充满粗大的分泌颗粒，内含肝素、组胺、嗜碱性颗粒等。亲细胞抗体 IgE 先通过 Fc 受体吸附于肥大细胞表面，当其与相应抗原结合后,IgE 的 Fc 受体段变构,促使肥大细胞膜发生改变,肥大细胞内发生一系列变化,使肥大细胞内嗜碱性颗粒脱出,同时释放活性介质如组胺、白三烯等。肥大细胞脱颗粒试验是一种体外测定继发型超敏反应的方法。

四、实验材料

大鼠及其血清(体重约 200 g、健康雄性大鼠一只,心脏采血并分离出血清),Hank's 溶液(0.5 mg/mL,pH 为 7.2,含 EDTA)。

五、操作流程

(1)大鼠肥大细胞的制备:在大鼠的腹腔内注射 Hank's 溶液 15~20 mL,轻揉腹部 1 min,在腹部做一小切口,用毛细吸管吸出腹腔液,离心(3000 r/min,15 min)并弃去上清液,管底细胞用含有上述大鼠血清的营养液洗涤 1 次(6 mL Hank's 溶液加 2 mL 大鼠自身血清),弃去上清液,将管底细胞悬浮于 1 mL 含有大鼠自身血清的 Hank's 溶液中,放置在冰浴中备用。

(2)肥大细胞的鉴定:取细胞悬液 1 滴加到载玻片上,盖上涂有中性红染液的盖玻片,并在高倍镜下观察细胞。正常肥大细胞为正圆形,边缘光滑,细胞质内含有分布均匀的颗粒。细胞肿胀、边缘不整齐、有颗粒自细胞内流出,说明该肥大细胞发生了脱颗粒。如果脱颗粒的肥大细胞数超过 30%,则不宜进行下一步实验。

(3)取上述肥大细胞悬液 1 滴滴加到载玻片上,滴加被检血清 1 滴,混匀后在 37 ℃下静置 5 min,使血清中的 IgE 充分吸附到肥大细胞表面上。
①实验组:取出载玻片,滴加相应抗原 1 滴,混匀后在 37 ℃下静置 5~10 min。
②血清对照组:肥大细胞悬液 1 滴加患者血清 1 滴混匀,在 37 ℃下静置 5~10 min。
③抗原对照组:肥大细胞悬液 1 滴加抗原 1 滴混匀,在 37 ℃下静置 5~10 min。
取出实验组及血清对照组的载玻片,盖上涂有中性红染液的盖玻片,放置在高倍镜下观察肥大细胞脱颗粒的现象。

六、结果判定

高倍镜下观察到脱颗粒的肥大细胞呈肿胀状态,边缘不整齐,破裂细胞内有空泡。对照组通常没有脱颗粒现象。

随机计数 100 个肥大细胞,计数其中脱颗粒的肥大细胞数目。得到的脱颗粒的肥大细胞百分率大于 30%,则为肥大细胞脱颗粒试验阳性。

七、注意事项

(1)对大鼠心脏采血时,尽可能做到一针见血,避免动物死亡。
(2)肥大细胞在外界环境下易死亡,所以取腹腔肥大细胞时操作必须迅速,载玻片应清洁,避免因抗原的存在而受到污染。

（3）每次实验都应做抗原对照和血清对照。

任务四　迟发型超敏反应皮肤试验

一、任务目标

（1）能阐述迟发型超敏反应皮肤试验的发生机制。

（2）熟悉迟发型超敏反应皮肤试验的操作过程。

二、任务内容

（1）迟发型超敏反应皮肤试验的发生机制。

（2）迟发型超敏反应皮肤试验的操作过程。

三、实验原理

将结核分枝杆菌注入曾被结核分枝杆菌感染的机体皮内或经卡介苗接种的豚鼠皮内,将会发生迟发型皮肤过敏反应（Ⅳ型超敏反应）,即结核菌素与致敏淋巴细胞结合,释放淋巴因子,注射部位在48～72 h内形成变态反应性炎症,出现红肿、硬结。如果机体未被结核分枝杆菌致敏,则无局部变态反应发生。

四、实验材料

豚鼠（体重250 g左右,2只）;卡介苗或结核分枝杆菌菌液;结核菌素（1∶1000盐水稀释液）;结核菌素注射器及针头（5号）;75%乙醇棉球。

五、操作流程

（1）取豚鼠2只,一只在右股内侧皮内注射卡介苗10 mg,另一只不注射,作为对照。将豚鼠做标记后,放置在笼中饲养一个月。

（2）将2只豚鼠各剪去腹侧毛一块,用75%乙醇棉球消毒后,皮内注射0.1 mL结核菌素。注射72 h后观察2只豚鼠腹侧皮肤的变化。

六、结果判定

观察腹侧皮肤,如果注射部位有红肿、硬结,可用卡尺测量硬结纵横直径,硬结平均直径＝(纵径＋横径)/2。硬结直径超过 1 cm 即为阳性反应,超过 1.5 cm 即为强阳性反应,伴有水疱或溃疡;若注射部位无明显反应或硬结直径小于 1 cm,即为阴性反应,一般很快便会消退。

七、注意事项

实验试剂失效(如卡介苗失效)或实验操作有误,可出现假阴性反应。

模块四

人体寄生虫学实验

项目一

医学蠕虫检验

蠕虫是一类借助身体的肌肉收缩而做蠕动运动的多细胞无脊椎动物。医学蠕虫是人体寄生虫中种类最多、最常见、分布较广的一种,寄生于人体的各种脏器和组织内,生活史各异,各期形态有很大的不同。

本项目重点在于认识医学蠕虫的形态学特点,能用肉眼或光学显微镜对待检标本进行鉴定。

任务一　医学蠕虫——线虫

一、任务目标

(1)掌握常见线虫重要生活史时期的主要形态特点和鉴别特点。

(2)熟练使用光学显微镜观察寄生虫标本,包括低倍镜、高倍镜的使用及其操作注意事项。

二、实验材料

(1)线虫玻片标本、浸液标本。

(2)光学显微镜、放大镜、擦镜纸。

三、操作流程

(1)肉眼观察成虫大体标本。

(2)使用光学显微镜观察标本的形态特点(参考"普通光学显微镜的使用")。

(3)绘图:用左眼观察镜下标本,右眼看镜外并进行绘图。一般多用铅笔绘制的点和线构成轮廓图(点线图),如有需求也可用彩笔。应根据标本特征绘图,绘图要准确、真实,应具备必要特点,并能反映标本各部分结构之间的大小比例。图面要求整洁,图中的各部分应在右侧注字(标明结构名称),注字应清楚、准确。引出的线条要尽量作成平行线。

四、结果判定

1. 似蚓蛔线虫

(1) 成虫:呈乳白色,长圆柱状,头、尾两端较细。头部较尾部稍细长。体表有细横纹,身体两侧有明显的侧线(白色)。雌虫长 20～35 cm,最宽处为 3～6 mm,尾钝圆。雄虫长 15～31 cm,最宽处为 2～4 mm,尾部向腹面卷曲,有时可见两根交合刺。在低倍镜下观察,头部可见"品"字形排列的三个唇瓣。

(2) 受精蛔虫卵:呈宽椭圆形,大小为 $(45～75)\mu m \times (35～50)\mu m$。卵壳厚而透明,壳外附一层凹凸不平的蛋白膜,因被宿主胆汁染色呈棕黄色,壳内含一大而圆的卵细胞,卵细胞两端与卵壳之间常有新月形的间隙(有的不明显)。

(3) 未受精蛔虫卵:呈长椭圆形,大小为 $(88～94)\mu m \times (39～44)\mu m$。卵壳和表面的蛋白膜均比受精蛔虫卵的要薄,内含许多大小不等的折光性较强的卵黄颗粒(卵黄细胞)。

(4) 脱蛋白膜蛔虫卵:受精蛔虫卵与未受精蛔虫卵的蛋白膜均可脱落,形成无色透明的脱蛋白膜蛔虫卵(图 4-1)。

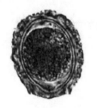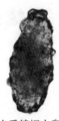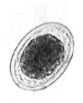

受精蛔虫卵　　　未受精蛔虫卵　　　脱蛋白膜蛔虫卵

图 4-1　蛔虫卵

2. 蠕形住肠线虫(蛲虫)

(1) 成虫(浸液标本):虫体细小,呈乳白色,线状。虫体中部膨大,略呈长纺锤形。雌虫大小为 $(8～13)mm \times (0.3～0.5)mm$,尾尖直。雄虫大小为 $(2～5)mm \times (0.1～0.2)mm$,尾部卷曲。低倍镜下可见虫体头端角皮膨大形成头翼,咽管末端膨大呈球状,形成咽管球。

(2) 虫卵(玻片标本):无色透明,呈不规则长椭圆形,大小为 $(50～60)\mu m \times (20～30)\mu m$。两侧不对称,一侧较平,另一侧较凸出,两端稍尖圆,形似柿核。卵壳较厚,无色透明。虫卵内含一条卷曲的幼虫(图 4-2)。

3. 毛首鞭形线虫(鞭虫)

(1) 成虫(浸液标本):呈乳白色,虫体前 3/5 细,后 2/5 粗,形似马鞭。雌虫长 35～50 mm,尾端钝圆而不卷曲,雄虫长 30～45 mm,尾部向腹面卷曲。

(2) 虫卵(玻片标本):呈腰鼓状或纺锤形,棕黄色,大小为 $(50～54)\mu m \times (22～23)\mu m$。卵壳厚,卵的两端各有一透明的塞状凸起,内含一个未分裂的卵细胞(图 4-3)。

4. 十二指肠钩口线虫(十二指肠钩虫)和美洲板口线虫(美洲钩虫)

(1) 成虫(浸液标本):呈乳白色,圆柱状,体长 1 cm 左右。十二指肠钩虫头部和尾部向背面弯曲呈"C"形,美洲钩虫头部向背面仰曲,尾部向腹面弯曲呈"S"形,十二指肠钩虫略大于美洲钩虫。十二指肠钩虫和美洲钩虫的主要鉴别要点见表 4-1。

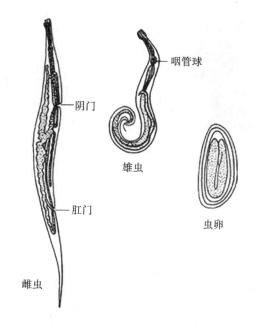

图 4-2 蛲虫成虫及虫卵示意图

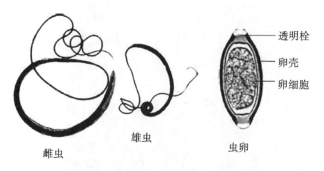

图 4-3 鞭虫成虫及虫卵示意图

表 4-1 十二指肠钩虫和美洲钩虫的主要鉴别要点

鉴别项目	十二指肠钩虫	美洲钩虫
体形	"C"形	"S"形
口囊	2 对钩齿	1 对板齿
背辐肋	远端分 2 支,每支再分 3 支	基部分 2 支,每支再分 2 支
交合伞	略呈圆形	略呈扁圆形
交合刺	两刺呈长鬃状,末端分开	一刺末端呈倒钩状,被包裹于另一刺的凹槽内
尾刺	有	无

（2）虫卵（玻片标本）：呈椭圆形,无色透明,大小为(56～76)μm×(36～40)μm,比蛔虫卵稍小。卵壳极薄。卵内通常含 2～4 个卵细胞,卵细胞分裂增多则呈桑葚状。卵细胞与卵壳之间可见一明显的空隙(图 4-4)。

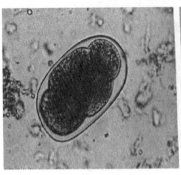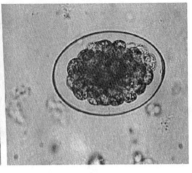

图 4-4　不同发育阶段的钩虫卵

5. 旋毛形线虫(旋毛虫)

(1) 成虫(玻片标本):虫体细小,后端稍粗,雄虫大小为(1.4~1.6)mm×(0.04~0.05)mm,雌虫大小为(3~4)mm×0.06 mm。咽管长度为虫体的1/3~1/2,前段为毛细管状,中段膨大为球部,后端又为毛细管状。雄虫尾端具有一对交配器,无交合刺。雌虫尾端钝圆。

(2) 旋毛虫幼虫囊包(染色玻片标本):呈梭形,其纵轴与肌纤维平行,大小为(0.25~0.5)mm×(0.21~0.42)mm,一个囊包内常含1~2条卷曲的幼虫(图4-5)。

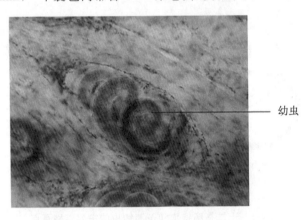

　　　　　　　　　　　　　　　　　　　　　　　—— 幼虫

图 4-5　旋毛虫幼虫囊包

6. 班氏吴策线虫(班氏丝虫)和马来布鲁线虫(马来丝虫)

(1) 成虫(浸液标本):呈乳白色,细长如丝状,表面光滑,长20~105 mm。雌虫大于雄虫,班氏丝虫大于马来丝虫。

(2) 微丝蚴(染色玻片标本):呈细小弯曲的线状,头钝圆,尾尖细,体外有鞘膜,体内有很多圆形或椭圆形的体核,头部无体核部分称为头间隙。

班氏微丝蚴和马来微丝蚴的形态鉴别如表4-2、图4-6所示。

表 4-2　班氏微丝蚴和马来微丝蚴的形态鉴别

鉴别项目	班氏微丝蚴	马来微丝蚴
体形	弯曲较大,柔软	大弯中有小弯,僵直
头间隙(长:宽)	较短(1:1或1:2)	较长(2:1)
体核	圆形,大小均匀,排列疏松,相互分离,可数	卵圆形,排列紧密,常相互重叠,不易分清

鉴别项目	班氏微丝蚴	马来微丝蚴
尾核	无	有2个,前后排列

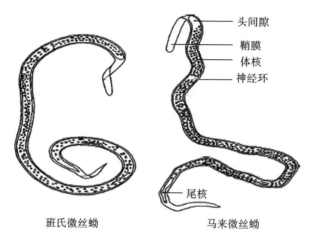

班氏微丝蚴　　　　　　马来微丝蚴

图 4-6　班氏微丝蚴和马来微丝蚴示意图

五、注意事项

(1) 在使用高倍镜观察虫卵时,需要适当调节聚光器和光圈。

(2) 观察脱蛋白膜蛔虫卵时光线不宜太强,并注意和钩虫卵、蛲虫卵相区别。

(3) 观察蛲虫卵时,因蛲虫卵无色透明,所以光线宜稍暗。

(4) 观察不染色标本时要降低聚光器、缩小光圈,染色标本则相反。

六、讨论与思考

(1) 简述蛔虫对人体的危害。

(2) 试述为什么儿童更容易感染蛲虫。

(3) 试述钩虫是怎样引起贫血的。

(4) 归纳比较蛔虫、蛲虫、鞭虫、钩虫、旋毛虫、丝虫的生活史特点。

七、实验报告

(1) 绘制受精蛔虫卵、未受精蛔虫卵的形态结构图。

(2) 绘制蛲虫卵的形态结构图。

(3) 绘制鞭虫卵的形态结构图。

(4) 绘制钩虫卵的形态结构图。

(5) 绘制旋毛虫幼虫囊包的形态结构图。

(6) 绘制班氏微丝蚴、马来微丝蚴的形态结构图。

任务二　医学蠕虫——吸虫

一、任务目标

（1）掌握吸虫重要生活史时期的主要形态特点和鉴别要点。

（2）熟练使用光学显微镜观察寄生虫标本，包括低倍镜、高倍镜等的使用及其操作注意事项。

二、实验材料

（1）吸虫成虫及虫卵玻片标本。

（2）光学显微镜、擦镜纸。

三、操作流程

（1）肉眼观察成虫大体标本。

（2）使用光学显微镜观察玻片标本的形态特点（参考"普通光学显微镜的使用"）。

（3）绘图（绘图方式参考任务一"绘图"）。

四、结果判定

1. 华支睾吸虫（肝吸虫）

（1）成虫（染色玻片标本）：虫体扁平，形如葵花籽，前端细后端粗，大小为$(10\sim25)$mm×$(3\sim5)$mm。用放大镜或在低倍镜下观察卡红染色玻片标本，虫体口吸盘位于虫体顶端，略大于腹吸盘，后者位于虫体前端约1/5处的腹面。雌雄同体，睾丸分支，前后排列，位于虫体后部约1/3处。子宫位于腹吸盘后，由卵膜处开始，盘绕而上至腹吸盘。

（2）虫卵（玻片标本）：寄生在人体内的最小蠕虫卵，大小平均为$29~\mu m\times17~\mu m$。形似芝麻或灯泡，黄褐色，前窄后宽，前端有明显的卵盖，卵盖边缘向外凸出形成肩峰，后端有一逗点状的疣状突起，卵内含一成熟毛蚴（图4-7）。

2. 布氏姜片虫（姜片虫）

（1）成虫（染色玻片标本）：虫体肥厚，背腹扁平，前窄后宽，形似姜片，大小为$(20\sim75)$mm×$(8\sim20)$mm。用放大镜观察卡红染色玻片标本，可见口、腹吸盘，两者相距很近，口吸盘位于虫体前方，腹吸盘靠近其后，比口吸盘大$4\sim5$倍。雌雄同体，两个前后排列的睾丸位于虫体后半部，呈珊瑚状。子宫内充满虫卵，位于卵巢与腹吸盘之间。

（2）虫卵（玻片标本）：寄生在人体内的最大蠕虫卵，呈长椭圆形，大小为$(130\sim140)\mu m\times(80\sim85)\mu m$，淡黄色。卵壳很薄，一端有一不明显的卵盖，卵内含1个卵细胞和$20\sim40$个卵黄细胞（图4-8）。

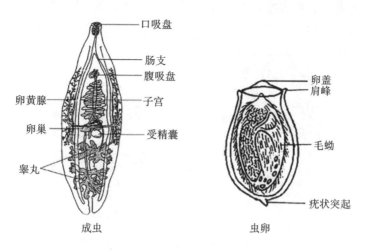

图 4-7　肝吸虫成虫及虫卵示意图

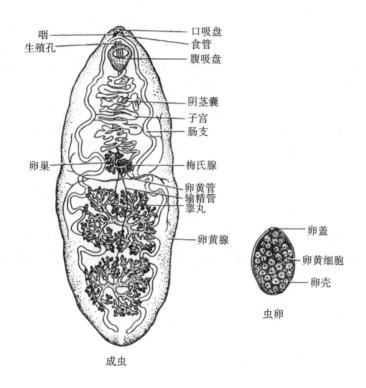

图 4-8　姜片虫成虫及虫卵示意图

3. 卫氏并殖吸虫(肺吸虫)

(1) 成虫(染色玻片标本):呈长椭圆形,大小为(7.5~12)mm×(4~6)mm,背面稍隆起,腹面扁平,形如半颗黄豆。新鲜标本为肉红色,固定后呈青砖色。

用放大镜或在低倍镜下观察卡红染色玻片标本,口、腹吸盘大小接近,口吸盘位于虫体前端,腹吸盘位于虫体腹面中央。雌雄同体,睾丸两个,左右并列。子宫与卵巢左右并列,位于睾丸之前。

(2) 虫卵(玻片标本):呈卵圆形,大小为(80~118)μm×(48~60)μm,金黄色。虫卵形状常不对称,大小变化较大。卵壳厚薄不均匀,一端有一明显卵盖,另一端卵壳增厚,卵内含 1 个卵细胞和 10 余个卵黄细胞(图 4-9)。

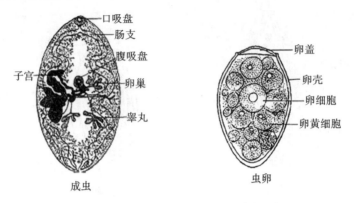

图 4-9 肺吸虫成虫及虫卵示意图

4. 日本裂体吸虫(日本血吸虫)

(1) 成虫(染色玻片标本):雌雄异体,雄虫粗短,雌虫细长,可见到雌虫部分虫体藏于雄虫抱雌沟内,呈雌雄合抱状态。①雄虫:乳白色,长为 10~20 mm。低倍镜观察染色玻片标本可见发达的口、腹吸盘,口吸盘较小,位于虫体前端,腹吸盘较大,位于虫体腹面,自腹吸盘以后身体两侧向腹面卷曲成抱雌沟。腹吸盘后背侧通常有呈串珠状排列的 7 个睾丸。②雌虫:长为 12~28 mm,虫体前细后粗,口、腹吸盘较小,不明显。卵巢 1 个,位于虫体中部。

(2) 虫卵(玻片标本):呈椭圆形,大小约为 89 μm×67 μm,与蛔虫卵相近,淡黄色。卵壳薄,无卵盖,一侧有一疣状侧棘,但有时见不到,卵壳外常附有大便残渣或组织碎片。卵内含一毛蚴。

(3) 毛蚴(染色玻片标本):梨形,大小约为 99 μm×35 μm。周身被覆纤毛,体前端中央有顶腺和 1 对头腺,可分泌可溶性虫卵抗原(SEA)。

(4) 尾蚴(染色玻片标本):长为 280~360 μm,由体部和尾部组成,尾部又分为尾干和尾叉,尾干长 140~160 μm,尾叉长 50~70 μm。前端有口吸盘,后部有腹吸盘,两侧有 5 对穿刺腺(图 4-10)。

五、注意事项

(1) 4 种吸虫的成虫和虫卵的形态特征与鉴别要点。

(2) 日本血吸虫卵与蛔虫卵的区别。

六、讨论与思考

(1) 试述肝吸虫是如何感染人的,病原学检查方法有哪些。

(2) 简述日本血吸虫的生活史,其致病虫期有哪几种。

(3) 姜片虫病的病原学诊断方法有哪些?

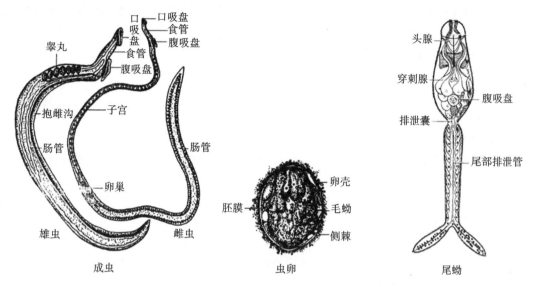

图 4-10　日本血吸虫成虫、虫卵、尾蚴示意图

七、实验报告

（1）绘制华支睾吸虫（肝吸虫）卵的形态结构图。
（2）绘制布氏姜片虫（姜片虫）卵的形态结构图。
（3）绘制卫氏并殖吸虫（肺吸虫）卵的形态结构图。
（4）绘制日本裂体吸虫（日本血吸虫）卵的形态结构图。

任务三　医学蠕虫——绦虫

一、任务目标

（1）掌握两种带绦虫重要生活史时期的主要形态特点和鉴别要点。
（2）熟练使用光学显微镜观察寄生虫标本，包括低倍镜的使用及其操作注意事项。

二、实验材料

（1）玻片标本、浸液标本。
（2）放大镜、光学显微镜、擦镜纸。

三、操作流程

（1）肉眼观察成虫浸液标本。

（2）用放大镜或在低倍镜下观察内部结构、头节、成节及孕节的形态特点及虫卵形态（参考"普通光学显微镜的使用"）。

（3）绘图（绘图方式参考任务一"绘图"）。

四、结果判定

1. 链状带绦虫（猪带绦虫）

（1）成虫（浸液标本）：呈乳白色，半透明，虫体扁长如带状，前端细，向后逐渐扁宽，长 2～4 m，由 700～1000 个节片组成。虫体包括头节、颈部、幼节、成节和孕节。

（2）头节（玻片标本）：近似圆球状，染成粉红色，直径为 0.6～1 mm，有 4 个吸盘，顶部具有一顶突，其上有内外两圈小钩，为 25～50 个。

（3）成节（玻片标本）：近方形，具有成熟雌、雄生殖器官各一套。

（4）孕节（玻片标本）：呈长方形，充满虫卵的子宫向两侧分支，每侧有 7～13 支，支端又继续分支，呈不规则的树枝状（图 4-11）。

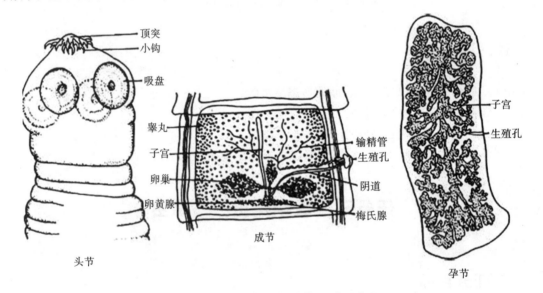

图 4-11 猪带绦虫头节、成节、孕节示意图

2. 肥胖带绦虫（牛带绦虫）

（1）成虫（浸液标本）：呈乳白色，虫体带状，长 4～8 m，由 1000～2000 个节片组成，节片肥厚。

（2）头节（玻片标本）：略呈方形，具有 4 个吸盘，无顶突及小钩。

（3）成节（玻片标本）：与猪带绦虫相似。卵巢只分 2 叶，子宫前端常可见短小分支。

（4）孕节（玻片标本）：肉眼观察似猪带绦虫。子宫两侧分支较整齐，每侧分支数为15～30 支（图 4-12）。

3. 带绦虫卵　近似球状，直径为 31～43 μm，有一层薄而无色的卵壳，卵壳和胚膜之间含有无色透明的液体，其内有卵黄细胞或卵黄颗粒。因卵壳很脆弱，多在排出宿主体外时已脱落。多见棕黄色的不完整虫卵。胚膜很厚，有放射状条纹，胚膜内含一个球状六钩蚴，直径为 14～20 μm，有 3 对小钩（图 4-13）。

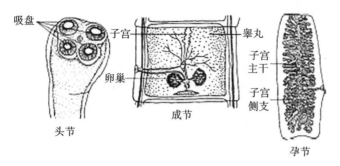

图 4-12 牛带绦虫头节、成节、孕节示意图

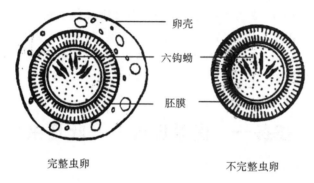

图 4-13 带绦虫完整虫卵和不完整虫卵示意图

五、注意事项

（1）注意两种带绦虫的形态特征与鉴别要点。
（2）两种带绦虫的虫卵形态一致。

六、讨论与思考

（1）试述猪带绦虫和牛带绦虫成虫的形态区别。
（2）诊断猪带绦虫病时需要注意的问题有哪些？
（3）如何避免感染带绦虫？

七、实验报告

绘制带绦虫卵的形态结构图。

医学原虫检验

原虫是一类体积微小、能独立完成生命活动的单细胞真核动物。医学原虫包括寄生在人体的腔道、体液、组织或细胞内的致病性原虫。原虫的鉴定方法根据其形态特点的不同而异，主要有活体标本检查、染色标本检查、病理标本观察以及免疫学诊断等。本项目重点在于掌握医学原虫的形态学鉴定要点。

任务一 医学原虫——叶足虫

一、任务目标

掌握溶组织内阿米巴原虫的滋养体与包囊的形态特点。

二、实验材料

1. **标本** 染色玻片标本。
2. **其他器材** 光学显微镜、香柏油、乙醇(或二甲苯)、擦镜纸等。

三、操作流程

(1) 使用光学显微镜观察标本的形态特点(参考"普通光学显微镜的使用")。

(2) 绘图(绘图方式参考任务一"绘图")。

四、结果判定

(1) 溶组织内阿米巴大滋养体(铁苏木素染色玻片标本)：如图 4-14 所示。呈椭圆形或圆形，直径为 $20 \sim 60~\mu m$。内外质分界清楚，外质透明，内质呈颗粒状。内质中含有大小不等的蓝黑色的红细胞。这是大滋养体的主要特征之一。

核圆形、单个、呈泡状，蓝黑色，核膜薄且内缘有大小均匀、排列整齐的染色质粒。核仁呈点状，位于核正中。

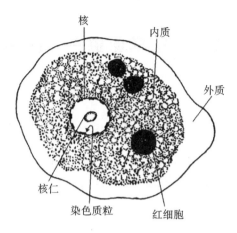

图 4-14　溶组织内阿米巴大滋养体示意图

（2）溶组织内阿米巴包囊（铁苏木素染色玻片标本）：如图 4-15 所示。呈圆球状，直径为 $10\sim20~\mu m$，蓝黑色，囊壁光滑。囊内有 $1\sim4$ 个泡状核，四核包囊为成熟包囊，是感染阶段。

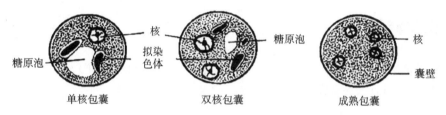

图 4-15　溶组织内阿米巴包囊示意图

五、注意事项

（1）原虫是单细胞生物，必须使用油镜才能观察清楚。用油镜观察时，需用强光观察标本。实验结束后及时清理油镜头和玻片。

（2）镜头使用顺序如下：低倍镜→高倍镜→油镜。

（3）应特别注意镜油不要接触高倍镜及其他镜头，以免污染镜头。

（4）使用光学显微镜观察标本时，建议按照一定的观察顺序，以免漏检。

六、讨论与思考

如何应用病原学方法诊断急性阿米巴痢疾患者？

七、实验报告

绘制溶组织内阿米巴大滋养体和包囊的形态结构图。

任务二 医学原虫——鞭毛虫

一、任务目标

(1) 掌握阴道毛滴虫、蓝氏贾第鞭毛虫滋养体与包囊的形态特点。

(2) 熟悉杜氏利什曼原虫的形态特点。

二、实验材料

1. 标本 染色玻片标本。

2. 其他器材 光学显微镜、香柏油、乙醇(或二甲苯)、擦镜纸等。

三、操作流程

(1) 使用光学显微镜观察形态特点(参考"普通光学显微镜的使用")。

(2) 绘图(绘图方式参考任务一"绘图")。

四、结果判定

1. 阴道毛滴虫滋养体(吉姆萨染色玻片标本) 呈梨形或椭圆形,大小为$(7\sim32)\mu m\times$ $(5\sim15)\mu m$,细胞核位于虫体前端1/3处,核前缘有5颗排列成环状的毛基体,从毛基体发出4根前鞭毛和1根后鞭毛,后鞭毛与波动膜外缘相连(图4-16)。

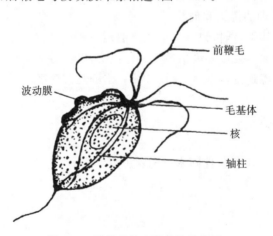

图 4-16 阴道毛滴虫滋养体示意图

2. 蓝氏贾第鞭毛虫(铁苏木素染色玻片标本)

(1) 滋养体:呈半梨形,两侧对称,大小为$(9.5\sim21)\mu m\times(5\sim15)\mu m$,前端钝圆,后部尖

细,两个凹陷的吸盘底部各有一个细胞核,内有一个大而圆的核仁,两核之间有一对纵向贯穿虫体的轴柱,有鞭毛4对。

(2)包囊:呈椭圆形,大小为(8～12)μm×(7～10)μm,囊壁较厚,无色透明,囊内有2～4个多偏于一侧的细胞核,未成熟包囊有2个核,成熟包囊有4个核(图4-17)。

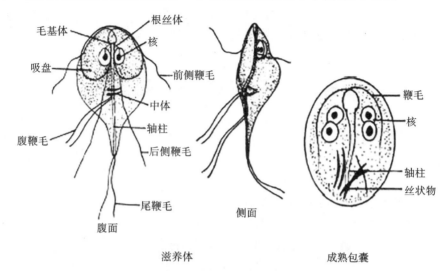

图 4-17　蓝氏贾第鞭毛虫(滋养体、包囊)示意图

3. 杜氏利什曼原虫(吉姆萨或瑞氏染色玻片标本)

(1)无鞭毛体:呈圆形或卵圆形,大小为(2.9～5.7)μm×(1.8～4.0)μm,细胞质内有一个大而圆的红色或淡紫色细胞核,核旁有一个细杆状的动基体。

(2)前鞭毛体:呈梭形,大小为(14.3～20)μm×(1.5～1.8)μm,细胞核位于虫体中央,前端有动基体和基体,有一根鞭毛伸出体外(图4-18)。

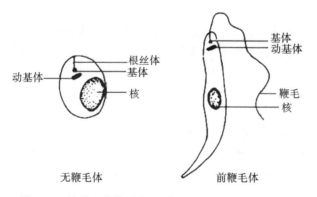

图 4-18　杜氏利什曼原虫(无鞭毛体、前鞭毛体)示意图

五、讨论与思考

(1)简述阴道毛滴虫的诊断方法。

(2)感染蓝氏贾第鞭毛虫可引起哪些症状?

(3)简述杜氏利什曼原虫的防治原则。

六、实验报告

(1) 绘制阴道毛滴虫滋养体的形态结构图。
(2) 绘制蓝氏贾第鞭毛虫滋养体和包囊的形态结构图。
(3) 绘制杜氏利什曼原虫无鞭毛体和前鞭毛体的形态结构图。

任务三 医学原虫——孢子虫

一、任务目标

(1) 掌握间日疟原虫红内期的形态特点。
(2) 熟悉恶性疟原虫环状体与配子体的形态特点。
(3) 了解刚地弓形虫速殖子、隐孢子虫卵囊的形态特点。

二、实验材料

1. 标本 染色玻片标本,间日疟原虫和恶性疟原虫的薄血膜涂片。
2. 其他器材 光学显微镜、香柏油、乙醇(或二甲苯)、擦镜纸等。

三、操作流程

(1) 使用光学显微镜观察形态特点(参考"普通光学显微镜的使用")。
(2) 绘图(绘图方式参考任务一"绘图")。

四、结果判定

1. 间日疟原虫(吉姆萨染色薄血膜涂片)
(1) 环状体(早期滋养体):细胞核为圆形,紫红色;细胞质较少,呈环形,淡蓝色,中间有一空泡;虫体形如嵌有红宝石的戒指。环状体约为红细胞直径的1/3。该期被寄生的红细胞无明显变化。
(2) 晚期滋养体(大滋养体):由环状体进一步发育而来,细胞核变大,细胞质比环状体增多,形状不规则,内含空泡。细胞质内出现棕褐色的疟色素。被寄生的红细胞开始胀大,颜色变淡,并出现红色的薛氏小点。
(3) 裂殖体:分未成熟裂殖体和成熟裂殖体两种。①未成熟裂殖体:晚期滋养体发育成熟后,虫体变圆,伪足和细胞质内空泡消失,细胞核开始分裂(12个以下),疟色素继续增多并开始集中。②成熟裂殖体:细胞核分裂为12~24个时,细胞质也进行分裂,并包围着细胞核形成12~24个裂殖子。疟色素集中成堆,大多数位于虫体的一侧,被寄生的红细胞明显胀大,颜色变浅,有薛氏小点出现。

(4)配子体:分两种。①雌配子体:圆形,细胞质致密,深蓝色;细胞核一个,深红色,多偏于虫体一侧。②雄配子体:圆形,细胞质浅蓝而微红;细胞核较大而疏松,淡红色,多位于虫体中央。

2. 恶性疟原虫(吉姆萨染色薄血膜涂片)

(1)环状体:与间日疟原虫环状体相似,但虫体较小,约为被寄生红细胞直径的1/5,环纤细,细胞核有1个或2个,一个红细胞内常有两个以上虫体寄生。

(2)配子体:细胞质均匀;细胞核较大,常位于虫体中央,疟色素堆积于细胞核周围。①雌配子体:呈新月形,两端较尖,细胞质深蓝色;细胞核致密,较小,深红色;疟色素黑褐色。②雄配子体:呈腊肠形,两端钝圆,细胞质淡蓝色;细胞核疏松,淡红色;疟色素黄褐色。

恶性疟原虫的滋养体和裂殖体一般在外周血中不易见到。

3. 刚地弓形虫滋养体(速殖子)(染色玻片标本) 呈香蕉状或半月形,不对称,大小为$(2\sim4)\mu m\times(4\sim7)\mu m$,一侧较扁平,一侧稍弯曲。细胞质蓝色并有少量颗粒,细胞核紫红色,位于虫体中央偏后(图4-19)。

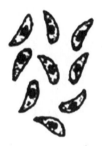

图4-19 刚地弓形虫滋养体(速殖子)示意图

4. 隐孢子虫卵囊(染色玻片标本) 呈圆形或椭圆形,直径为$4\sim7\ \mu m$,成熟卵囊内含4个裸露的月牙形子孢子和由颗粒状物质组成的残留体(图4-20)。

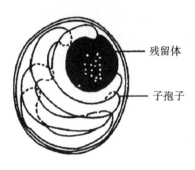

图4-20 隐孢子虫卵囊示意图

五、注意事项

观察疟原虫标本时应正确区分白细胞和疟原虫。

六、讨论与思考

（1）试述厚、薄血膜涂片法诊断疟疾的优缺点。

（2）简述疟疾患者出现贫血的原因。

七、实验报告

（1）绘制间日疟原虫滋养体、裂殖体和配子体的形态结构图。

（2）绘制恶性疟原虫环状体和配子体的形态结构图。

（3）绘制刚地弓形虫滋养体（速殖子）的形态结构图。

（4）绘制隐孢子虫卵囊的形态结构图。

项目三 病原学诊断

病原学诊断

寄生虫对人体的危害,主要包括其作为病原体引起的寄生虫病和作为疾病的传播媒介这两个方面。寄生虫病对人体健康和畜牧家禽业生产的危害均十分严重。病原学诊断方法为判断寄生虫病的常用方法,优点在于简单、可靠,被广泛应用。但是检出率往往较低,需要反复排查,以免漏诊。

任务一 肛周检查

肛周检查是针对某些寄生虫的特殊产卵方式而设计的检查。例如,雌蛲虫在人体肠道内不产卵或仅产出少量虫卵,当人睡眠时,肛门括约肌处于松弛状态,雌虫通常移行到肛门外,在肛周皮肤上产出大量虫卵。因此,一般在清晨醒后或午睡后,便前、洗澡前进行蛲虫卵检查,如首次检查为阴性,可连续检查多日以防漏诊。此法也适用于带绦虫卵的检查。

一、任务目标

(1) 依据寄生虫生活史的特点,掌握某些寄生虫的特殊产卵方式。
(2) 掌握棉签拭子法、透明胶纸法等多种肛周检查方法。
(3) 熟悉寄生虫病标本的采集及处理。

二、实验材料

棉签、透明胶纸、生理盐水、75％乙醇、标签纸等。

三、操作方法

(一) 棉签拭子法

将干净的棉签浸入生理盐水中,取出后挤去过多的生理盐水,用棉签在受检者肛门周围和会阴部皮肤擦拭,然后将棉签放入盛有饱和盐水的试管(或青霉素小瓶)中,充分搅动,使虫卵洗入饱和盐水中,迅速提起棉签,在试管内壁挤去饱和盐水后弃之。再加饱和盐水至管口。按饱和盐水浮聚法进行检查。也可将擦拭肛周皮肤的棉签放入盛有清水的试管中,充分浸泡后,提起棉签在试管内壁挤去水分后弃之。将试管静置 10 min,或离心后倒去上清液,取沉渣镜检。

(二)透明胶纸法

用宽 1.0~1.8 cm 的透明胶纸剪成长约 6 cm 的小段,一端向胶面折叠约 0.4 cm(便于揭开)后,再贴在洁净的载玻片上。载玻片的一端贴上标签,并注明受检者姓名或编号等。检查时揭下胶纸,清晨排便前用胶面粘贴患者肛周皮肤,然后将胶纸复位贴在载玻片上镜检。如胶纸下有较多气泡,可揭开胶纸加一滴生理盐水或二甲苯,覆盖胶纸后镜检。

(三)肛周蛲虫检查

雌性蛲虫常在宿主睡眠期间爬出肛门产卵,可在肛门周围被检获。对于儿童,可在其睡眠 1 h 后或深夜肛门瘙痒惊醒时,暴露其肛门,仔细观察肛门周围皮肤,若发现白色小虫,可用透明胶纸黏附后贴于载玻片上镜检。也可用镊子将虫体夹入有生理盐水的小瓶内,蛲虫会在生理盐水中产卵,再将此虫转入有 75% 乙醇的小瓶内,虫体被固定后进一步做虫种鉴定。对疑有蛲虫感染的成人,可在晨醒后、排便前,或肛门有异物瘙痒感时,暴露肛门,按上述方法进行检查。

四、结果判定

光学显微镜下发现虫卵或者肉眼观察到虫体即可判定。

五、注意事项

(1)实验材料应清洁,须确保试剂不被污染。
(2)在光学显微镜下注意区分杂质和虫卵的不同。

任务二 粪 便 检 查

粪便检查是判断寄生虫病常用的病原学诊断方法。人体内寄生的蠕虫、原虫,在生活史的某一时期均可随宿主粪便排出体外。要取得准确的结果,粪便必须新鲜(特别是检查原虫滋养体时),如检查肠道内原虫滋养体,最好立即检查,稀便应在半小时内检查,软便应在 1 h 内检查,注意保温。盛粪便的容器须洁净、干燥,防止污染。粪便不可混入尿液及体液,以免影响检查结果。在盛粪便的容器上贴上标签记录检查者姓名、粪便收集的日期和时间。单一的检查方法常容易漏诊,两种或几种方法联合使用,可以提高检出率。

一、任务目标

(1)掌握粪便直接涂片法、饱和盐水浮聚法等多种粪便检查方法。
(2)掌握粪便中不同虫卵在光学显微镜下的形态特征。

（3）熟悉寄生虫病患者粪便标本的采集及处理方法。

二、实验材料

大便盒、生理盐水、食盐、碘液、载玻片、标签纸等。

三、操作方法

（一）粪便直接涂片法

该法适用于检查蠕虫卵、原虫的包囊和滋养体。该法简便，但由于取材较少，故易漏检。若连续涂片 3 张，可提高检出率。

1. 检查蠕虫卵　在洁净的载玻片中央，滴一滴生理盐水，用竹签或牙签挑取米粒大小的粪便置于生理盐水中均匀涂抹。其厚度以载玻片置于报纸上时能透过粪膜隐约辨认载玻片下的字迹为宜。一般在低倍镜下检查，若发现可疑虫卵，则加盖玻片换用高倍镜观察，以免污染镜头。镜检时光线要适当，过强的亮度会影响观察效果。应注意区别虫卵与粪便中的异物，可依据虫卵的形状、大小、颜色、卵壳（包括卵盖等）和内容物等特征加以鉴别。由于蛔虫产卵量较大，该法特别适用于检查蛔虫卵，1 张涂片的检出率约为 85％，3 张涂片的检出率可达 90％以上。

2. 检查原虫　可根据原虫不同的发育阶段，采用不同的检查方法。

（1）活滋养体检查：方法同检查蠕虫卵，但涂片要薄而均匀。要求粪便新鲜，不能混入尿液和水。如果要检查溶组织内阿米巴滋养体，对于黏液血便标本，则要取其黏液部分。在气温较低时，需要保温，必要时可用保温台保持温度，或先将载玻片和生理盐水加温，使滋养体保持活动状态，便于观察。

（2）包囊检查：以碘液代替生理盐水滴加于载玻片上，挑取米粒大小的粪便置于碘液中，调匀涂片，加盖玻片。若需同时检查滋养体，可在载玻片的另一侧滴一滴生理盐水，同上法涂抹粪便标本，再加盖玻片。这样可使载玻片一侧查活滋养体，而另一侧加碘液的查包囊。染色后包囊呈黄色或棕黄色，糖原泡为棕红色，囊壁、核仁和拟染色体均不着色。

碘液配方：碘化钾 4 g，溶于 100 mL 蒸馏水中，再加入碘 2 g，溶解后储存于棕色瓶中备用。

（二）饱和盐水浮聚法

此法利用的是虫卵的比重小于饱和盐水（比重为 1.20）、虫卵可浮于水面的原理。该法适用于检查各种线虫卵，尤以检查钩虫卵的效果最好，也可检查带绦虫卵和微小膜壳绦虫卵，但不适宜检查吸虫卵和原虫包囊。

蠕虫卵及原虫包囊的比重见表 4-3。

表 4-3　蠕虫卵及原虫包囊的比重

虫卵或包囊	比　重	虫卵或包囊	比　重
蛲虫卵	1.105～1.115	鞭虫卵	1.150

续表

虫卵或包囊	比　重	虫卵或包囊	比　重
受精蛔虫卵	1.110～1.130	姜片虫卵	1.190
未受精蛔虫卵	1.210～1.230	华支睾吸虫卵	1.170～1.190
带绦虫卵	1.140	结肠内阿米巴包囊	1.070
肝片吸虫卵	1.200	溶组织内阿米巴包囊	1.060～1.070
钩虫卵	1.050～1.080	日本血吸虫卵	1.200

用竹签挑取黄豆大小(约1 g)粪便置于盛有少量饱和盐水的浮聚瓶内,也可用青霉素小瓶代替,将粪便充分捣碎并与饱和盐水搅匀后,加饱和盐水至瓶口,用竹签挑取浮于水面的粪渣,再慢慢加饱和盐水至稍高于瓶口而不溢出为止。在瓶口轻轻覆盖一载玻片,注意勿使其产生气泡。如有较大气泡,应揭开载玻片加满饱和盐水后再覆盖之。静置1 min后,将载玻片提起并迅速翻转,置镜下观察。

饱和盐水的配制:烧杯中盛有清水煮沸后,慢慢加入食盐并不时搅动,直至食盐不再溶解为止,冷却后的液体即为饱和盐水。100 mL沸水加食盐35～40 g。

(三)粪便成虫检查法

1. 淘虫检查法　取患者服药后24～72 h的全部粪便加水搅拌,用40目铜筛或纱布滤出粪渣,经水反复冲洗后,倒在盛有清水的大玻璃器皿中,器皿下衬以黑纸,检出混杂在粪渣中的虫体进行鉴别。

2. 带绦虫节片检查　猪带绦虫或牛带绦虫的孕节可从链体上脱落,随粪便排出体外或主动逸出肛门,或服药后驱出虫体。粪便中的虫体可在采用淘虫检查法后,用清水洗净,放在两载玻片之间,轻轻压平,对光观察虫体结构鉴定虫种。如为孕节片,可根据子宫分支情况直接鉴定,也可用小号针头从孕节片后端正中生殖孔的位置插入子宫,徐徐注入墨汁或卡红染液,用手指轻压使染液分布于侧支中。拔出针头后,洗去孕节片表面黏附的染液。可以看到子宫分支显现黑色或红色。依据形态进行鉴别。

卡红染液配制:钾明矾饱和溶液100 mL,卡红3 g,冰乙酸10 mL,混合后置于37 ℃温箱内过夜,过滤后即可使用。

四、结果判定

显微镜下发现虫卵或者肉眼观察到虫体即可判定。

五、注意事项

(1) 实验材料应清洁,须确保试剂不被污染。
(2) 在高倍镜下观察时必须加盖玻片,注意区分杂质和虫卵的不同。

任务三　血液及骨髓检查

一、任务目标

（1）掌握厚、薄血膜涂片的制备，穿刺涂片染色等方法。
（2）掌握血液中不同时期的虫卵在光学显微镜下所具备的形态特征。

二、实验材料

采血针，无菌棉球，75％乙醇，甲醇，载玻片，无菌穿刺针，染液，蒸馏水等。

三、操作方法

（一）血膜染色法

血膜染色法是诊断疟疾、丝虫病、锥虫病、弓形虫病等的基本方法。不同的寄生虫产卵的方式不同，应按照寄生虫生活史的特点，确定采血时间。间日疟应在发作后数小时采血；恶性疟在发作初期采血可见大量环状体，一周后见配子体。丝虫成虫寄生于淋巴系统，但产出的微丝蚴主要存在于血液循环中，且具有夜现周期性，故应在晚9时至次日晨2时之间进行采血。

疟原虫的检查通常用薄血膜法或厚血膜法，薄血膜法取血量少，涂面大，疟原虫形态结构较为清晰，容易进行虫种鉴别。但由于用血量少等原因，为保证检测的敏感性，要求在短时间内做出判断，因此极有可能漏诊。厚血膜法取血量较多，涂面小，红细胞较集中，便于发现疟原虫。但因细胞相互堆积挤压，疟原虫容易皱缩变形，缺乏经验者较难辨认。故应同时制备厚、薄血膜涂片，以便做出最佳判断。

（1）准备采血材料，选择采血部位（以左手无名指为最佳位置），按摩皮肤，用75％乙醇消毒皮肤，待干后持采血针迅速刺入皮肤1～2 mm深，挤出血滴涂片。

（2）制备薄血膜涂片和厚血膜涂片，便于观察。

①薄血膜涂片的制备方法：一张良好的薄血膜涂片形状呈舌状，要求"厚薄适宜，头体尾分明，边缘整齐，两侧留有空隙"。在载玻片靠近磨砂面1/3与2/3交界处放一小滴血液（约2 mL），以一载玻片为推片，将推片一端置于血滴之前，并与载玻片形成30°～45°夹角，待血液沿推片端缘扩散后，均匀而适当地用力向前推成薄血膜，血量不宜过多或过少。两载玻片间的夹角要适当，否则血膜会过厚或过薄。推片时用力要均匀，切勿中途停顿或者重复推片。

推片时，血滴越大、角度越大、推片速度越快，血膜就越厚。反之，血滴越小、角度越小、推片速度越慢，血膜就越薄（图4-21、图4-22）。

②厚血膜涂片的制备方法：于载玻片的另一端1/3处蘸取一滴血（约3 μL），以推片的一角，将血滴自内向外螺旋形摊开，使之成为直径约1 cm的厚血膜。厚血膜的厚度约等于20倍薄血膜的厚度。过厚则血膜易脱落，过薄则达不到浓集虫体的目的。将厚、薄两种血膜涂在同

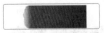 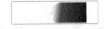

血滴过大,血膜过厚　　　角度大,速度快,血膜厚

图 4-21　造成血膜厚的原因示意图

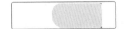 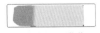

角度小,速度慢,血膜薄　　　血滴小,血膜薄

图 4-22　造成血膜薄的原因示意图

一张载玻片上时,厚、薄血膜需用蜡笔画线分开,以免溶血时影响薄血膜或薄血膜用甲醇固定时影响厚血膜。检查微丝蚴时需取 3 大滴血液,涂成直径为 1.5～2.0 cm 的圆形厚血膜。

(3) 编号:血膜涂片制成后,需在载玻片上写上受检者的编号,以防错漏。

(4) 固定与染色:将血膜涂片充分晾干,用甲醇或无水乙醇固定薄血膜。如薄、厚血膜在同一载玻片上,切勿将固定液流到厚血膜上。在厚血膜上滴加蒸馏水,使其溶血,待厚血膜呈灰白色时,将水倒去,晾干后再用甲醇固定。在稀释各种染液和冲洗血膜时,如用缓冲溶液则染色效果更佳。常用染液有吉姆萨染剂和瑞氏染剂。

①吉姆萨染色法:此方法染色效果良好,血膜褪色较慢,保存时间较久,染色技术也容易掌握。适用于大批血膜涂片标本。

染液配制:吉姆萨染剂粉 1 g,甲醇 50 mL,纯甘油 50 mL。将吉姆萨染剂粉放于研钵中(最好用玛瑙研钵),每次加少量甘油充分研磨,直至 50 mL 甘油加完为止,倒入棕色玻璃瓶中。然后分多次用少量甲醇冲洗研钵中甘油染粉,加入玻璃瓶直至 50 mL 甲醇用完为止。塞紧瓶塞。充分摇匀,置于 65 ℃温箱内 24 h 或室温阴暗处 1～2 周后过滤备用。

染色方法:用 pH 6.8～7.0 的缓冲溶液,将吉姆萨染剂稀释,比例为 15～20 份缓冲溶液加 1 份吉姆萨染剂。用蜡笔画出染色范围,将稀释的吉姆萨染剂滴于已固定的薄、厚血膜上,染色30 min,再用上述缓冲溶液冲洗。血膜涂片晾干后镜检。

②快速吉姆萨染色法:吉姆萨染剂 1 mL,加缓冲溶液 5 mL,按上述方法染色 5 min 后用缓冲溶液冲洗,晾干后镜检。

③瑞氏染色法:此法操作简便,适用于临床诊断,但甲醇蒸发甚快,若掌握不当,易在血膜涂片上发生染液沉淀,并较易褪色,保存时间不长,多用于临时性检验。

染液配制:瑞氏染剂粉 0.1～0.5 g,甲醇 97 mL,甘油 3 mL。将瑞氏染剂粉加入甘油中充分研磨,然后加少量甲醇,研磨后倒入瓶内,再分几次用甲醇冲洗研钵中的甘油溶液,倒入瓶内直至用完为止。摇匀,24 h 后过滤待用。一般 1～2 周后再过滤。

染色方法:瑞氏染剂含甲醇,故制备薄血膜涂片时无须先固定;厚血膜则须先经溶血,待血膜干后才能染色。染色前先将薄血膜和溶过血的厚血膜一起用蜡笔画好染色范围,以防滴加染液时外溢。滴加染液使其覆盖全部厚、薄血膜,30 s～1 min 后加等量蒸馏水,轻轻摇动载玻片,使蒸馏水和染液混合均匀,此时可见一层灿铜色浮膜,3～5 min 后用水缓慢从载玻片一端冲洗(注意勿先倒去染液或直接对血膜冲洗),至血膜呈现紫灰色为止,晾干后镜检。

在镜检薄血膜的过程中,有时可遇见与疟原虫类似的物体,应加以区别。如单个血小板附着于红细胞上,易被误认为环状体或发育中的滋养体。成堆的血小板易被误认为成熟裂殖体。

（二）穿刺涂片染色法

该法主要用于检查杜氏利什曼原虫无鞭毛体，也可用于检查锥虫。

1. 骨髓穿刺 一般常做髂骨穿刺，嘱患者侧卧，暴露髂骨部位。视年龄大小，选用 17～20 号带有针芯的干燥无菌穿刺针，从髂前上棘后约 1 cm 处刺入皮下，当针尖触及骨面时，再慢慢地钻入骨内 0.5～1.0 cm，即可拔出针芯，接 2 mL 干燥注射器，抽取骨髓液。取少许骨髓液做涂片，用甲醇固定。同薄血膜法染色，用油镜检查。

2. 淋巴结穿刺 检出率低于骨髓穿刺，但方法简便、安全。对于以往接受过治疗的患者，因其淋巴结内原虫消失较慢，故淋巴结穿刺仍有一定价值。穿刺部位一般选择腹股沟部，先将局部皮肤消毒，用左手拇指和食指捏住一个较大的淋巴结，右手用一干燥无菌穿刺针（6 号）刺入淋巴结。稍待片刻，拔出针头，将针头内淋巴结组织液滴于载玻片上，做涂片染色检查。也可用摘除的淋巴结的切面做涂片，染色后镜检。

四、注意事项

（1）采血时需注意无菌操作，一人一针，避免交叉感染。

（2）加染液应适量，过少则易蒸发，沉淀在血膜涂片上不易冲洗，影响细胞检查。

（3）染色时间与染液浓度、室温及细胞多少有关。染液淡、室温低、细胞多，则染色时间应延长，反之可减少染色时间。

（4）冲洗时不能先倒掉染液，应以流水冲洗，以防染料沉着在血膜涂片上。

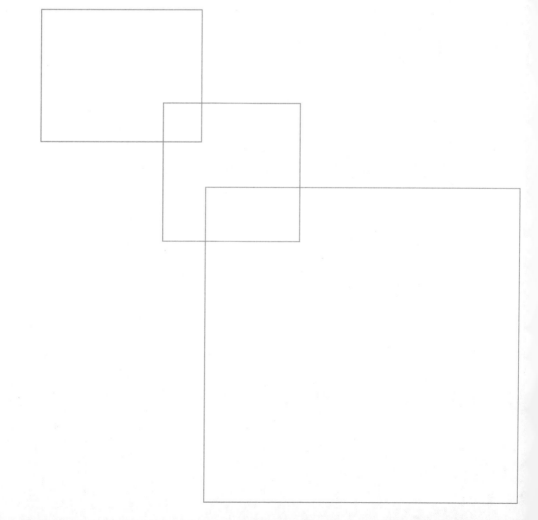

模块五

病原微生物学与免疫学
学习指导

项目一

病原微生物学习题指导

任务一 细菌的形态与结构

一、名词解释

1. 肽聚糖 2. 脂多糖 3. 中介体 4. 核质 5. 质粒 6. 芽孢 7. 荚膜 8. 鞭毛 9. 菌毛 10. L型细菌

二、填空题

1. 细菌按外形不同分为_____、_____和_____三大类。

2. 菌体只有一个弯曲的螺形菌称为_____;有数个弯曲的称为_____。

3. 测量细菌的大小可用测微尺在_____下进行测量,一般以_____为测量单位。

4. 革兰阴性菌的肽聚糖由_____和_____两个部分组成。

5. 细菌的特殊结构有_____、_____、_____和_____。

6. 细菌脂多糖中的特异性多糖缺乏,可使细菌从_____型变为_____型。

7. 鞭毛菌可分为_____、_____、_____和_____四类。

8. 目前使用的电子显微镜有_____和_____两类。

三、单选题

1. 革兰阳性菌与革兰阴性菌共有的细胞壁组分是( )。

A. 磷壁酸 B. 外膜组分 C. 肽聚糖 D. A蛋白 E. M蛋白

2. 革兰阳性菌细胞壁具有的特殊组分是( )。

A. 肽聚糖 B. 磷壁酸 C. 脂蛋白

D. 脂质双分子层 E. 脂多糖

3. 革兰阳性菌细胞壁组成的特点之一是( )。

A. 含脂蛋白 B. 含脂多糖 C. 无壁磷壁酸

D. 无膜磷壁酸 E. 肽聚糖含量多

4. 内毒素存在于细菌的( )。

A. 肽聚糖层 B. 外膜 C. 细胞膜 D. 细胞质 E. 荚膜

5. 关于L型细菌的描述,下列错误的是( )。

A. 形态多样 B. 大多为革兰染色阴性

C. 在低渗透压环境中可存活　　　　　　　D. 去除诱发因素后可恢复为原菌

E. 仍具有一定的致病力

6. 细菌细胞膜不具备（　　　）。

A. 物质转运功能　　　　　B. 生物合成作用　　　　　C. 呼吸作用

D. 分泌作用　　　　　　　E. 维持细菌外形的功能

7. 细菌染色体外的遗传物质是（　　　）。

A. 核糖体　　　　　　　　B. 多聚核糖体　　　　　　C. 异染颗粒

D. 中介体　　　　　　　　E. 质粒

8. 有关荚膜的描述,下列错误的是（　　　）。

A. 不是所有细菌均具有　　　　　　　　　B. 大多数细菌荚膜的化学成分为多糖

C. 失去荚膜细菌则死亡　　　　　　　　　D. 荚膜多糖可用于细菌分型

E. 具有抵抗吞噬细胞吞噬的作用

9. 与细菌侵袭力有关的细菌结构是（　　　）。

A. 芽孢　　　　B. 荚膜　　　　C. 中介体　　　　D. 异染颗粒　　　　E. 核糖体

10. 普通菌毛是细菌的（　　　）。

A. 运动器官　　　　　　　　　　　　　　B. 黏附结构

C. 传递遗传物质的结构　　　　　　　　　D. 参与营养物质转运的结构

E. 噬菌体吸附于细菌细胞的受体

11. 有关芽孢的描述,下列正确的是（　　　）。

A. 革兰阳性菌与革兰阴性菌均可产生　　　B. 是细菌的繁殖方式之一

C. 一般只在动物体内才形成　　　　　　　D. 只能在有氧环境中才能形成

E. 保存细菌的全部生命所必需的物质

12. 杀灭芽孢最可靠的方法是（　　　）。

A. 100 ℃煮沸 5 min　　　　　B. 高压蒸汽灭菌法　　　　　C. 紫外线照射

D. 干燥法　　　　　　　　　　E. 用70％乙醇处理

13. 与细菌的革兰染色性密切相关的细菌结构是（　　　）。

A. 细胞壁　　　B. 细胞膜　　　C. 细胞质　　　D. 核质　　　E. 微荚膜

四、多选题

1. 革兰阳性菌细胞壁肽聚糖的组成成分包括（　　　）。

A. 聚糖骨架　　　　　　　B. 脂质双分子层　　　　　C. 磷壁酸

D. 四肽侧链　　　　　　　E. 五肽交联桥

2. 革兰阴性菌细胞壁的外膜组成成分包括（　　　）。

A. 肽聚糖　　　　　　　　B. 脂蛋白　　　　　　　　C. 磷壁酸

D. 脂质双分子层　　　　　E. 脂多糖

3. 细菌细胞壁具有的功能包括（　　　）。

A. 能使细菌抵抗低渗透压的外环境　　　　B. 维持菌体固有形态

C. 参与菌体内、外的物质交换　　　　　　D. 诱导机体产生免疫应答

E. 抵抗吞噬细胞的吞噬

4. 有关质粒的描述,下列正确的是（　　　）。

A. 存在于细菌的染色体上　　　B. 为环状双链 DNA　　　C. 能独立自行复制

D. 是细菌生长必须具备的物质　　E. 能控制细菌的某些遗传性状

5. 细菌荚膜具有的功能包括（　　）。

A. 维持细菌形态　　　　　　　B. 抵抗低渗透压的外环境　　　C. 黏附作用

D. 抗吞噬　　　　　　　　　　E. 抵抗有害物质的损害

6. 有关细菌鞭毛的描述，下列正确的是（　　）。

A. 是细菌的运动器官　　　　　B. 具有抗原性　　　　　　　　C. 具有黏附功能

D. 具有抵抗吞噬的作用　　　　E. 霍乱弧菌的鞭毛与其致病性有关

7. 有关菌毛的描述，下列正确的是（　　）。

A. 革兰阳性菌和革兰阴性菌均具有性菌毛　　　B. 由质粒编码

C. 参与细菌间遗传物质的传递　　　　　　　　D. 为细菌的黏附结构之一

E. 是某些噬菌体吸附于细菌细胞的受体

五、配伍题

A. 细胞壁　　　　B. 中介体　　　C. 核糖体　　　D. 核质　　　E. 质粒

1. 由细胞膜内陷折叠形成，功能类似于真核细胞线粒体的是（　　）。

2. 细菌合成蛋白质的场所是（　　）。

3. L 型细菌缺陷的是（　　）。

A. 鞭毛　　　　　B. 性菌毛　　　C. 普通菌毛　　D. 芽孢　　　E. 荚膜

4. 可传递细菌遗传物质的是（　　）。

5. 细菌的运动器官是（　　）。

6. 评价灭菌彻底的指标是破坏（　　）。

7. 与细菌抵抗吞噬有关的是（　　）。

六、问答题

1. 请比较革兰阳性菌与革兰阴性菌细胞壁结构的主要不同点。

2. 简述 L 型细菌的形成、生物学特点及其致病性。

3. 简述细菌芽孢的形成及其功能。

4. 简述革兰染色的方法及其应用意义。

习题答案

任务二　细菌的生长繁殖与培养

一、名词解释

1. 生长因子　2. 热原质　3. 抗生素　4. 细菌素　5. 培养基　6. 菌落　7. 细菌的生化反应

二、填空题

1. 细菌的化学组成包括 _____ 、_____ 、_____ 、_____ 和 _____ 等。

2. 细菌生长繁殖的基本条件有 _____ 、_____ 、_____ 、_____ 。

3. 大多数病原菌生长所需的最适 pH 为 _____ ，最适温度为 _____ ，根据对氧气需求的分类，大多数病原菌属于 _____ 。

4. 细菌的生长曲线分为_____、_____、_____和_____ 4个时期。

5. 根据培养基的物理性状分为_____、_____、_____。

6. 根据培养基的营养组成和用途的不同,可以将培养基分为_____、_____、_____、_____和_____ 5类。

7. 细菌合成的色素有_____和_____ 2类,金黄色葡萄球菌产生的色素属于_____。

8. 在医学上有重要意义的细菌合成代谢产物有_____、_____、_____、_____、_____和_____。

9. 大多数细菌分裂一代约需_____。

三、单选题

1. 细菌个体的繁殖方式是(   )。

A. 复制　　　　　　　B. 出芽　　　　　　　C. 无性二分裂

D. 有性生殖　　　　　E. 接合生殖

2. 细菌的形态、染色性、生理活性最典型的时期是(   )。

A. 迟缓期　　B. 对数期　　C. 稳定期　　D. 衰亡期　　E. 窗口期

3. 结核分枝杆菌分裂一代的时间是(   )。

A. 20~30 min　　　　　B. 30~60 min　　　　　C. 2~3 h

D. 10~12 h　　　　　　E. 18~20 h

4. 最适宜霍乱弧菌生长的 pH 范围是(   )。

A. 5.5~6.5　　　　　　B. 6.5~7.0　　　　　　C. 7.2~7.6

D. 7.5~8.0　　　　　　E. 8.4~9.2

5. 下列关于热原质的描述,错误的是(   )。

A. 只有 G^+ 菌产生　　　　　　　　　　B. 注入人体或动物体内引起发热反应

C. 耐高温、高压,121 ℃、20 min 不能被破坏　　D. 可用吸附剂和特殊石棉过滤去除

E. 可用蒸馏法去除

6. 下列哪项是细菌的分解代谢产物?(   )

A. 色素　　　　　　　B. 细菌素　　　　　　　C. 吲哚(靛基质)

D. 毒素　　　　　　　E. 抗生素

7. IMViC 试验结果"++--"的细菌是(   )。

A. 产气肠杆菌　　　　　B. 霍乱弧菌　　　　　　C. 铜绿假单胞菌

D. 大肠埃希菌　　　　　E. 葡萄球菌

8. 细菌的外毒素、色素和抗生素等一些代谢产物在哪个时期大量蓄积?(   )

A. 迟缓期　　B. 对数期　　C. 稳定期　　D. 衰亡期　　E. 以上都有可能

9. 固体培养基的主要作用是(   )。

A. 分离培养细菌、观察菌落形态　　　　　B. 观察细菌的动力

C. 增菌　　　　　　　　　　　　　　　　D. 观察细菌的黏附能力

E. 以上都是

10. 在液体培养基中,呈菌膜生长的是哪一类细菌?(   )

A. 大多数病原菌　　　　　B. 少数链状细菌　　　　　C. 专性厌氧菌

D. 专性需氧菌   E. 兼性厌氧菌

11. 液体培养基中添加哪种物质,可以制备为固体或半固体培养基?（   ）

A. 琼脂   B. 葡萄糖   C. 牛肉膏   D. 蛋白胨   E. 酵母浸膏

12. 枸橼酸盐利用试验阳性的结果:培养基颜色（   ）。

A. 红→黄   B. 红→绿   C. 绿→蓝   D. 蓝→绿   E. 红→黑

13. 利用细菌分解糖类、蛋白质的能力差异和产生的代谢产物不同,在培养基中加入具有特定作物的底物和指示剂,观察细菌在其中生长后对底物作用如何的培养基是（   ）。

A. 营养培养基   B. 选择培养基   C. 鉴别培养基

D. 基础培养基   E. 厌氧培养基

四、多选题

1. 细菌在液体培养基中的生长现象有（   ）。

A. 沉淀生长   B. 云雾状生长   C. 混浊生长

D. 形成菌膜   E. 以上都是

2. 与细菌致病性相关的代谢产物有（   ）。

A. 外毒素   B. 色素   C. 芽孢   D. 内毒素   E. 热原质

3. 细菌所需的营养物质包括（   ）。

A. 水   B. 碳源   C. 氮源   D. 无机盐   E. 生长因子

4. 无机盐对于细菌的主要功能是（   ）。

A. 构成菌体的成分   B. 作为酶的组成部分

C. 参与能量的储存和转运   D. 调节菌体渗透压

E. 与细菌的生长繁殖和致病作用相关

5. IMViC 试验是指下列哪些试验?（   ）

A. 吲哚试验   B. 甲基红试验   C. 硫化氢试验

D. VP 试验   E. 枸橼酸盐利用试验

6. 人工培养细菌的意义是（   ）。

A. 感染性疾病的诊断   B. 感染性疾病的治疗   C. 制备疫苗

D. 细菌的鉴定和研究   E. 制备抗毒素

五、配伍题

A. 迟缓期   B. 对数期   C. 稳定期   D. 衰亡期   E. 以上都不是

1. 细菌增长速度最快的时期是（   ）。

2. 细菌芽孢形成的时期是（   ）。

3. 研究细菌的生物学性状一般选哪期?（   ）

4. 表现为细菌体积增大而数量没有明显改变的时期是（   ）。

六、问答题

1. 简述细菌的合成代谢产物及其在医学上的重要意义。

2. 简述细菌生长繁殖的条件、方式及速度。

3. 具有不同物理性状的培养基各有何作用? 细菌在其中的生长现象如何?

习题答案

任务三　细菌的分布与消毒灭菌

一、名词解释

1. 消毒　2. 灭菌　3. 防腐　4. 无菌　5. 无菌操作　6. 正常菌群　7. 条件致病菌
8. 菌群失调

二、填空题

1. 化学消毒剂杀菌或抑菌的作用机制是_____、_____和_____。

2. 干热灭菌法包括_____、_____和_____。

3. 巴氏消毒法常用于消毒_____和_____。

4. 常用的湿热灭菌法包括_____、_____、_____、_____
和_____。

5. 紫外线的杀菌机制是_____,导致细菌_____。

6. 环境中的有机物对细菌有_____作用,其可与消毒剂发生反应,使消毒剂的杀
菌力_____。

7. 普通琼脂培养基灭菌可采用_____法。

8. 手术室空气消毒常采用_____法。

9. 酚类消毒剂包括_____和_____。

10. 一般化学消毒剂在常用浓度下,只对细菌的_____有效。杀灭芽孢时需要提
高消毒剂的_____和_____方可奏效。

11. 影响化学消毒剂消毒效果的因素主要有_____、_____、_____
和_____等。

12. 常用于消毒饮水和游泳池的消毒剂是_____和_____。

13. 生石灰可用于_____和_____的消毒。

三、单选题

1. 关于紫外线杀菌的描述,下列不正确的是(　　　)。

A. 紫外线杀菌与波长有关

B. 紫外线损伤细菌 DNA 构型

C. 紫外线的穿透力弱,故对人体无害

D. 紫外线适用于空气或物体表面的消毒

E. 一般用紫外线灯做紫外线的杀菌处理

2. 关于高压蒸汽灭菌法的描述,下列不正确的是(　　　)。

A. 灭菌效果最可靠,应用最广　　　　　　　B. 适用于耐高温和耐潮湿的物品

C. 可杀灭包括细菌芽孢在内的所有微生物　　D. 通常压力为 2.05 kg/cm²

E. 通常温度为 121.3 ℃

3. 对普通培养基的灭菌,宜采用(　　　)。

A. 煮沸法　　　　　　　　　B. 巴氏消毒法　　　　　　　　C. 流通蒸汽灭菌法

D. 高压蒸汽灭菌法　　　　　E. 间歇灭菌法

4. 关于乙醇的叙述,下列不正确的是(　　　)。

A. 浓度在 70％～75％时消毒效果好 　　　　B. 易挥发,须加盖保存,定期调整浓度

C. 经常用于皮肤消毒 　　　　　　　　　　D. 用于体温计浸泡消毒

E. 用于黏膜及创伤部位的消毒

5. 欲对血清培养基进行灭菌,宜选用(　　　)。

A. 间歇灭菌法 　　　　　　B. 巴氏消毒法 　　　　　　C. 高压蒸汽灭菌法

D. 流通蒸汽灭菌法 　　　　E. 紫外线照射法

6. 杀灭细菌芽孢最常用而有效的方法是(　　　)。

A. 紫外线照射 　　　　　　B. 干烤灭菌法 　　　　　　C. 间歇灭菌法

D. 流通蒸汽灭菌法 　　　　E. 高压蒸汽灭菌法

7. 湿热灭菌法中效果最好的是(　　　)。

A. 高压蒸汽灭菌法 　　　　B. 流通蒸汽灭菌法 　　　　C. 间歇灭菌法

D. 巴氏消毒法 　　　　　　E. 煮沸法

8. 乙醇消毒的最适宜浓度是(　　　)。

A. 100％ 　　　B. 95％ 　　　C. 75％ 　　　D. 50％ 　　　E. 30％

9. 消毒剂发挥作用的原理是(　　　)。

A. 使菌体蛋白变性 　　　　B. 使菌体蛋白凝固 　　　　C. 使菌体酶失去活性

D. 破坏细菌细胞膜 　　　　E. 以上均正确

10. 紫外线杀菌的原理是(　　　)。

A. 破坏细菌细胞壁肽聚糖结构 　B. 使菌体蛋白变性凝固 　　C. 破坏 DNA 构型

D. 影响细胞膜通透性 　　　E. 与细菌核蛋白结合

11. 血清、抗毒素等可采用下列哪种方法除菌?(　　　)

A. 56 ℃加热 30 min 　　　　B. 紫外线照射 　　　　　　C. 滤菌器过滤

D. 高压蒸汽灭菌法 　　　　E. 巴氏消毒法

12. 判断消毒灭菌是否彻底的主要依据是(　　　)。

A. 繁殖体被完全消灭 　　　　B. 芽孢被完全消灭 　　　　C. 鞭毛蛋白变性

D. 菌体 DNA 变性 　　　　　E. 以上都不是

13. 引起菌群失调症的原因是(　　　)。

A. 生态制剂的大量使用 　　　　　　　　　B. 正常菌群的遗传特性明显改变

C. 正常菌群的耐药性明显改变 　　　　　　D. 正常菌群的增殖方式明显改变

E. 正常菌群的组成和数量明显改变

14. 关于正常菌群的描述,下列正确的是(　　　)。

A. 一般情况下,正常菌群对人体有益无害

B. 肠道内的痢疾杆菌可产生碱性物质拮抗其他细菌

C. 口腔中的正常菌群主要是需氧菌

D. 即使是健康胎儿,也携带正常菌群

E. 在人的一生中,正常菌群的种类和数量保持稳定

15. 杀灭物体表面病原微生物的方法称为(　　　)。

A. 灭菌 　　　B. 防腐 　　　C. 无菌操作 　　　D. 消毒 　　　E. 无菌

16. 新洁尔灭用于皮肤表面消毒的常用浓度是(　　　)。

A. 0.01％～0.05％ 　　　　B. 0.05％～0.1％ 　　　　C. 10％

D. 1%~5%　　　　　　　　　E. 2%

四、多选题

1. 实验室常用干烤法灭菌的器材是(　　)。

A. 玻璃试管　　　　　　　B. 移液器枪头　　　　　C. 滤菌器

D. 玻璃烧杯　　　　　　　E. 橡皮手套

2. 关于煮沸灭菌法的描述,下列哪项是正确的?(　　)

A. 100 ℃煮沸 5 min 可杀死细菌繁殖体

B. 可用于一般外科手术器械、注射器、针头的灭菌

C. 可以杀死所有细菌

D. 常用于食具消毒

E. 水中加入 1%~2%碳酸氢钠,可提高沸点到 105 ℃

3. 正常菌群的有益作用包括(　　)。

A. 抗肿瘤作用　　　　　　B. 刺激机体的免疫应答　　　C. 合成维生素

D. 与外来菌竞争营养物质　　E. 刺激补体合成

4. 关于紫外线的描述,下述哪项正确?(　　)

A. 能干扰细菌 DNA 合成　　　　　　B. 消毒效果仅与作用时间有关

C. 常用于空气、物品表面的消毒　　　　D. 对眼和皮肤有刺激作用

E. 穿透力强

5. 关于菌群失调的描述,下列正确的是(　　)。

A. 菌群失调进一步发展,引起的一系列临床症状和体征可称为菌群失调症

B. 菌群失调症又称为菌群交替或二重感染

C. 长期使用抗生素会改变正常菌群成员的耐药性,从而引起菌群失调症

D. 内分泌紊乱也可引起菌群失调症

E. 可使用生态制剂治疗菌群失调症

五、配伍题

A. 烧灼法　　　　　　　　B. 高压蒸汽灭菌法　　　　C. 紫外线照射

D. 煮沸灭菌法　　　　　　E. 滤过除菌法

1. 手术间的消毒可采用(　　)。

2. 动物免疫血清的除菌用(　　)。

3. 饮水的消毒用(　　)。

4. 金属手术器械的灭菌用(　　)。

5. 接种环的灭菌用(　　)。

六、问答题

1. 试述影响化学消毒剂作用效果的因素。

2. 试述湿热灭菌法的原理和种类。

3. 简述肠道正常菌群对机体的有益作用。

4. 什么是菌群失调与菌群失调症?其机制是什么?

习题答案

任务四 细菌的遗传与变异

一、名词解释

1. 遗传 2. 变异 3. 噬菌体 4. 接合 5. 突变 6. 转化 7. 转导 8. 前噬菌体 9. 溶原性细菌 10. 溶原性转换 11. 溶原状态

二、填空题

1. 医学上重要的质粒有_____、_____、_____和_____。

2. 细菌鞭毛从有到无的变异属于细菌的_____。

3. 与细菌遗传变异有关的物质是_____、_____和_____。

4. 温和噬菌体具有两个周期,分别是_____和_____。

5. 根据转导基因片段的范围,转导分为_____和_____。

6. 整合在细菌 DNA 上的噬菌体基因称为_____。

7. 细胞壁缺陷型的细菌称为_____,其菌体形态呈_____。

8. 细菌的毒力变异可表现为_____或_____。

三、单选题

1. 噬菌体可用于细菌的流行病学鉴定与分型是因为(   )。

A. 有严格的宿主特异性   B. 能裂解细菌

C. 必须在活的微生物体内复制   D. 可通过细菌过滤器

E. 使细菌成为溶原状态

2. 下列哪项是编码大肠菌素的质粒?(   )

A. F 质粒   B. R 质粒   C. Col 质粒   D. Vi 质粒   E. 以上都不是

3. 噬菌体属于(   )。

A. 细菌   B. 真菌   C. 病毒   D. 支原体   E. 衣原体

4. 关于质粒的描述,下列错误的是(   )。

A. 染色体以外的遗传物质

B. 存在于细胞核中

C. 为环状闭合双股 DNA 分子

D. 相对分子质量仅为染色体的 $1\%\sim10\%$

E. 携带的遗传信息控制细菌的某些特定性状

5. 用于测定样品中致癌物质的试验是(   )。

A. 艾姆斯(Ames)试验   B. 转化试验   C. 转导试验

D. 吲哚试验   E. VP 试验

6. 鞭毛变异是(   )。

A. S-R 变异   B. H-O 变异   C. L 型变异

D. 耐药性变异   E. 荚膜变异

7. 局限性转导的基因是(   )。

A. 供体菌染色体上任何一段 DNA   B. 噬菌体基因

C. R 质粒上的基因   D. F 质粒上的基因

E. 供体菌染色体上特定的基因

8. 受体菌直接摄取供体菌游离的 DNA 片段,并与自身 DNA 进行整合重组,从而获得新的遗传性状为(　　)。

A. 转化　　　　　　　　　　B. 转导　　　　　　　　　　C. 普遍性转导

D. 局限性转导　　　　　　　E. 溶原性转换

9. L 型变异是(　　)。

A. 鞭毛变异　　B. 荚膜变异　　C. 芽孢变异　　D. 菌落变异　　E. 细胞壁缺陷

10. 通过性菌毛将遗传物质由供体菌转移给受体菌的过程为(　　)。

A. 转化　　　　　　　　　　B. 转导　　　　　　　　　　C. 局限性转导

D. 普遍性转导　　　　　　　E. 接合

11. 为了防止耐药菌株的扩散,治疗时应采取下列哪种措施?(　　)

A. 治疗前无须做药敏试验

B. 对于需要长期用药的慢性感染性疾病,应采用单一药物治疗

C. 一旦症状缓解或消失,就可以停止用药

D. 加强对细菌耐药性的监测,正确指导临床用药

E. 以上都对

四、多选题

1. 细菌遗传变异的物质基础包括(　　)。

A. 染色体　　　B. 质粒　　　C. 噬菌体　　　D. RNA　　　E. 以上都对

2. 关于质粒的描述,下列正确的是(　　)。

A. 染色体以外的遗传物质,存在于细胞质中　　B. 为环状单股 DNA 分子

C. 具有自我复制功能　　　　　　　　　　　　D. 不能在细菌之间转移

E. 可一个或多个同时存在

3. 噬菌体的形态有(　　)。

A. 微球状　　　B. 蝌蚪状　　　C. 杆状　　　D. 螺旋状　　　E. 线状

4. 关于突变的描述,下列哪些是正确的?(　　)

A. 突变分为大突变和小突变

B. 大突变是大段 DNA 分子发生改变

C. 小突变是一个或几个基因的改变

D. 大突变又称为染色体突变,小突变也称为基因突变或点突变

E. 大突变的概率比小突变低 1 万倍

5. 基因的转移与重组方式有(　　)。

A. 转化　　　　　　　　　　B. 转导　　　　　　　　　　C. 普遍性转导

D. 接合　　　　　　　　　　E. 溶原性转化

6. 细菌的形态与结构变异包括(　　)。

A. L 型变异　　B. H-O 变异　　C. S-R 变异　　D. 荚膜变异　　E. 芽孢变异

7. 下列属于毒力变异的是(　　)。

A. H-O 变异　　　　　　　　B. S-R 变异　　　　　　　　C. 卡介苗

D. 溶原性白喉棒状杆菌　　　E. 以上都不是

五、配伍题

A. 形态与结构变异　　　　　B. 菌落变异　　　　　　　　C. 毒力变异

D. 耐药性变异　　　　　　　E. 以上都不是

1. 卡介苗的获得与何种变异有关?（　　）

2. L 型变异属于何种变异?（　　）

3. S-R 变异属于何种变异?（　　）

习题答案

六、问答题

请简述质粒的特征。

任务五　细菌的致病性与感染

一、名词解释

1. 细菌的毒力　2. 外毒素　3. 内毒素　4. 脓毒血症　5. 败血症　6. 菌血症　7. 毒血症　8. 感染　9. 带菌状态

二、填空题

1. 感染的类型有＿＿＿＿＿＿＿、＿＿＿＿＿＿＿、＿＿＿＿＿＿＿。

2. 病原菌侵入机体的途径主要有＿＿＿＿＿＿＿＿、＿＿＿＿＿＿＿＿、＿＿＿＿＿＿＿＿、＿＿＿＿＿＿＿和＿＿＿＿＿＿＿。

3. 显性感染根据病情缓急的不同,可分为＿＿＿＿＿＿＿和＿＿＿＿＿＿＿。

4. 全身感染的类型有＿＿＿＿＿＿＿、＿＿＿＿＿＿＿、＿＿＿＿＿＿＿和＿＿＿＿＿＿＿。

5. 细菌的侵袭性物质包括＿＿＿＿＿＿＿和＿＿＿＿＿＿＿。

6. 引起感染的传染源包括＿＿＿＿＿＿＿、＿＿＿＿＿＿＿、＿＿＿＿＿＿＿和＿＿＿＿＿＿＿。

7. 构成细菌毒力的物质基础是＿＿＿＿＿＿＿和＿＿＿＿＿＿＿。

8. 细菌的致病因素除了毒力外,还与＿＿＿＿＿＿＿和＿＿＿＿＿＿＿有关。

三、单选题

1. 病原菌致病性的强弱主要取决于细菌的(　　)。

A. 基本结构　　B. 特殊结构　　C. 毒力　　　D. 侵入门户　　E. 侵入数量

2. 能被甲醛脱毒成类毒素的物质是(　　)。

A. 外毒素　　　　　　　B. 内毒素　　　　　　　C. 透明质酸酶

D. 血浆凝固酶　　　　　E. 纤维蛋白溶酶

3. 内毒素的毒性成分是(　　)。

A. 特异性多糖　　B. 脂多糖　　C. 脂质 A　　D. 脂蛋白　　E. 核心多糖

4. 毒性强、具有选择毒害作用的是(　　)。

A. 荚膜　　　　B. 菌毛　　　　C. 鞭毛　　　D. 内毒素　　　E. 外毒素

5. 在感染过程中能协助病原菌抗吞噬或扩散的是(　　)。

A. 外毒素　　　B. 内毒素　　　C. 荚膜　　　D. 菌毛　　　　E. 芽孢

6. 对某一传染病缺乏特异性免疫力或免疫力低下的人称为(　　)。

A. 患者　　　　B. 带菌者　　　C. 带毒者　　D. 易感者　　　E. 带虫者

7. 具有毒性作用,只有在菌体裂解后才释放的物质是(　　)。

A. 外毒素　　　B. 内毒素　　　C. 类毒素　　D. 细菌素　　　E. 抗毒素

8. 用于预防接种的生物制品是(　　)。

A. 黏附素　　　B. 外毒素　　　C. 内毒素　　　D. 类毒素　　　E. 抗生素

9. 与细菌侵袭力有关的因素是（　　）。

A. 内毒素　　　　　　　　　　　B. 质粒　　　　　　　　　　C. 细菌的芽孢

D. 外毒素　　　　　　　　　　　E. 黏附因子、荚膜、侵袭性酶类

10. 与细菌黏附作用有关的物质是（　　）。

A. 荚膜　　　B. 菌毛　　　C. 鞭毛　　　D. 芽孢　　　E. 侵袭素

11. 病原菌侵入血流，并在其中大量繁殖，产生毒性代谢产物，引起全身严重的中毒症状，称为（　　）。

A. 毒血症　　　B. 菌血症　　　C. 败血症　　　D. 脓毒血症　　　E. 病毒血症

12. 病原菌由局部一时性或间断性侵入血流，但未在血液中繁殖，无明显中毒症状，称为（　　）。

A. 不感染　　　B. 毒血症　　　C. 菌血症　　　D. 脓毒血症　　　E. 败血症

13. 病原菌不侵入血流，但其在局部产生的毒素侵入血流引起特殊的中毒症状，称为（　　）。

A. 毒血症　　　B. 脓毒血症　　　C. 菌血症　　　D. 败血症　　　E. 内毒素血症

14. 属于内源性感染的是（　　）。

A. 患者传染　　　　　　　　　B. 带菌者传染　　　　　　　　C. 空气传染

D. 带菌的动物传染　　　　　　E. 正常菌群感染

15. 隐性感染者携带某些病原体，但不出现临床症状，称为（　　）。

A. 健康携带者　　　　　　　　B. 恢复期携带者　　　　　　　C. 患者

D. 易感者　　　　　　　　　　E. 不感染

16. 具有黏附作用的细菌结构是（　　）。

A. 芽孢　　　B. 普通菌毛　　　C. 荚膜　　　D. 性菌毛　　　E. 鞭毛

17. 有助于细菌在体内扩散的物质是（　　）。

A. 普通菌毛　　　B. 细菌素　　　C. 磷壁酸　　　D. 内毒素　　　E. 透明质酸酶

18. 细菌致病性强弱主要取决于细菌的（　　）。

A. 形态　　　　　　　　　　　B. 基本结构和特殊结构　　　　C. 侵袭力和毒素

D. 侵入机体的部位　　　　　　E. 分解代谢产物

19. 关于外毒素特性的描述，以下错误的是（　　）。

A. 化学成分是蛋白质　　　　　　　　　　B. 免疫原性弱

C. 经甲醛处理后成为类毒素　　　　　　　D. 对组织器官毒害有选择性

E. 性质不稳定，加热 60 ℃以上即可被破坏

20. 关于病原菌致病因素的叙述，下列哪一项是错误的？（　　）

A. 病原菌有黏附因子　　　　　　　　　　B. 病原菌有荚膜、微荚膜

C. 与病原菌的胞外酶有关　　　　　　　　D. 与病原菌的内、外毒素有关

E. 与病原菌侵入数量并无密切关系

四、多选题

1. 与细菌致病性有关的因素是（　　）。

A. 细菌的毒力　　　　　　　B. 细菌的侵入数量　　　　　　C. 细菌的侵入途径

D. 环境因素　　　　　　　　E. 机体的免疫力

2. 下列属于外源性感染来源的是(　　　)。

A. 带毒者　　　　　　　　B. 健康带菌者　　　　　　C. 土壤

D. 人体正常菌群　　　　　E. 带菌动物

3. 病原菌侵入机体能否致病,取决的因素有(　　　)。

A. 病原菌毒力　　　　　　B. 病原菌的大小　　　　　C. 病原菌的侵入数量

D. 机体的免疫力　　　　　E. 外界环境因素

4. 下列与病原菌毒力有关的物质是(　　　)。

A. 荚膜　　　　B. 色素　　　　C. 外毒素　　　　D. 细菌素　　　　E. 血浆凝固酶

5. 下列属于外毒素特征的是(　　　)。

A. 主要由革兰阳性菌产生　　B. 不耐热　　　　　　　C. 化学成分是脂多糖

D. 免疫原性强　　　　　　　E. 毒性弱

五、配伍题

A. 毒血症　　　　B. 菌血症　　　　C. 败血症　　　　D. 脓毒血症　　　　E. 内毒素血症

1. 病原菌入血,但未在血液中生长繁殖而致病,为(　　　)。

2. 化脓性细菌侵入血流,扩散到其他组织器官,引起新的化脓病灶,为(　　　)。

3. 病原菌入血,在血液中繁殖并产生大量毒性代谢产物而引起严重中毒症状,为(　　　)。

4. 病原菌在局部繁殖,不侵入血流,外毒素入血引起中毒症状,为(　　　)。

六、问答题

试述细菌外毒素与内毒素的区别。

习题答案

任务六　生物安全与医院感染

一、名词解释

1. 生物安全　2. 实验室生物安全　3. 气溶胶　4. 医院感染

二、填空题

1. 病原微生物实验室分为＿＿＿＿＿＿＿＿级;对人体、动植物或环境危害较低,不具有对健康成人、动植物致病的致病因子的为＿＿＿＿＿＿＿＿级;对人体、动植物或环境具有高度危险性,通过气溶胶途径传播或传播途径不明或未知的危险致病因子的为＿＿＿＿＿＿级。

2. 按危害程度将病原微生物分为四类,其中＿＿＿＿＿＿＿＿危险程度最低,＿＿＿＿＿＿危险程度最高,＿＿＿＿＿＿＿＿和＿＿＿＿＿＿＿＿病原微生物统称为高致病性病原微生物。

3. 医院感染可分为＿＿＿＿＿＿＿＿、＿＿＿＿＿＿＿＿和＿＿＿＿＿＿＿＿。

4. 医院感染是指＿＿＿＿＿＿＿＿,包括＿＿＿＿＿＿＿＿和＿＿＿＿＿＿＿＿。

5. 医院感染的过程包括＿＿＿＿＿＿＿＿、＿＿＿＿＿＿＿＿和＿＿＿＿＿＿＿＿三个环节。

6. 常见的医院感染有＿＿＿＿＿＿＿＿、＿＿＿＿＿＿＿＿、＿＿＿＿＿＿＿＿、＿＿＿＿＿＿＿＿和＿＿＿＿＿＿＿＿。

7. 医院感染中的易感染人群有＿＿＿＿＿＿＿＿、＿＿＿＿＿＿＿＿、＿＿＿＿＿＿＿＿、＿＿＿＿＿＿＿＿、＿＿＿＿＿＿＿＿和＿＿＿＿＿＿＿＿。

8. 常见的医院感染的感染途径有＿＿＿＿＿＿＿＿、＿＿＿＿＿＿＿＿、＿＿＿＿＿＿＿＿和＿＿＿＿＿＿＿＿。

9. 医院感染中微生物的控制措施有_____、_____和_____。

10. 医院感染中的微生物学监测对象包括_____、_____、_____、_____和_____。

11. 医护人员_____是医院预防和控制医院感染的重要措施。

12. 医护人员手卫生是_____、_____和_____的总称。

三、单选题

1. 通常一般医院实验室属于几级实验室？（　　）

A. 一级　　　　B. 二级　　　　C. 三级　　　　D. 四级　　　　E. 一级或二级

2. 以下生物安全实验室中哪一级的生物安全防护水平最低？（　　）

A. BSL-1　　　B. BSL-2　　　C. BSL-3　　　D. BSL-4　　　E. BSL-1 或 BSL-2

3. 下列发生医院内尿路感染最常见的诱因是（　　）。

A. 长期卧床　　　　　　B. 留置导尿管　　　　　　C. 膀胱冲洗

D. 膀胱内注射　　　　　E. 长时间憋尿

4. 医院感染主要发生在（　　）。

A. 门诊、急诊患者　　　　　B. 陪护人员　　　　　C. 医务人员

D. 住院患者　　　　　　　　E. 探视者

5. 关于医院感染病原体的特点的描述，下列不正确的是（　　）。

A. 引起医院感染暴发的病原体可为同一病原体，也可为不同病原体

B. 不同部位的感染，其常见的病原体不同

C. 引起医院感染的病原体常存在于医院中，而且随着时间的推移在不断发生着变异

D. 引起医院感染的病原体有着地区差异

E. 同一医院不同科室，引起医院感染的病原体相同

6. 引起医院感染的致病菌主要是（　　）。

A. 革兰阳性菌　　　　　　B. 革兰阴性菌　　　　　　C. 真菌

D. 支原体　　　　　　　　E. 病毒

7. 在细菌所引起的医院感染中，以下哪一部位感染在我国最常见？（　　）

A. 尿路感染　　　　　　B. 术后伤口感染　　　　　　C. 肺部感染

D. 皮肤感染　　　　　　E. 血管内感染

8. 抗菌药物的选择及其合理使用是控制和治疗医院感染的关键和重要措施，以下说法不正确的是（　　）。

A. 病毒性感染者不用

B. 尽量避免皮肤黏膜局部使用抗菌药物

C. 联合使用必须有严格指征

D. 发热原因不明者应使用抗菌药物

E. 预防性用药要有明确指征

9. 控制医院感染最简单、最有效、最方便、最经济的方法是（　　）。

A. 环境消毒　　　　　　B. 合理使用抗生素　　　　　C. 洗手

D. 隔离患者　　　　　　E. 治疗患者

10. 手消毒效果应达到的要求：卫生手消毒后监测的细菌数应（　　）。

A. ≤20 CFU/cm^2　　　　　B. ≤15 CFU/cm^2　　　　　C. ≤10 CFU/cm^2

D. ≤5 CFU/cm²   E. ≤8 CFU/cm²

11. 手消毒效果应达到的要求:外科手消毒检测的细菌数应（   ）。

A. ≤20 CFU/cm²   B. ≤15 CFU/cm²   C. ≤10 CFU/cm²

D. ≤5 CFU/cm²   E. ≤8 CFU/cm²

四、多选题

1. 生物安全实验室在结构上是由（   ）。

A. 一级防护屏障和二级防护屏障两个部分硬件构成的

B. 安全设备和设施两个部分硬件构成的

C. 一级防护屏障一个部分构成的

D. 二级防护屏障和设施两个部分构成的

E. 安全设备和一级防护屏障两个部分构成的

2. 关于生物安全防护水平,下列说法正确的是（   ）。

A. BSL-1 和 BSL-2 实验室被称为基础实验室

B. BSL-3 实验室被称为生物安全防护实验室

C. BSL-3 和 BSL-4 实验室被称为基础实验室

D. BSL-4 实验室被称为生物安全防护实验室

E. BSL-4 实验室被称为高度生物安全防护实验室

3. 下列哪些是我国有关病原生物安全的法律法规？（   ）

A.《中华人民共和国传染病防治法》

B.《病原微生物实验室生物安全管理条例》

C.《中华人民共和国国境卫生检疫法》

D.《中华人民共和国进出境动植物检疫法》

E.《突发公共卫生事件应急条例》

4. 医院感染暴发的可能途径有（   ）。

A. 医务人员携带特殊的耐药菌   B. 共用呼吸机治疗

C. 消毒供应室灭菌器械不合格   D. 血液及血液制品、输液制品被污染

E. 一次性无菌医疗用品被污染

5. 医院感染发生的中心环节包括（   ）。

A. 患者   B. 医院环境   C. 微生物

D. 医院的基础设施   E. 医院的流动人员

6. 医院感染的微生物学监测对象主要包括（   ）。

A. 空气   B. 物体表面   C. 医疗器材

D. 医护人员的手   E. 化学消毒剂

7. 抗菌药物的不合理应用表现在（   ）。

A. 无指征地预防用药   B. 无指征地治疗用药

C. 抗菌药物品种、剂量的选择错误   D. 给药途径、给药次数不合理

E. 疗程不合理

8. 抗菌药物治疗性应用的基本原则是（   ）。

A. 合理地联合用药

B. 尽早查明感染病原体,根据病原体种类及细菌药敏试验结果选用抗菌药物

C. 根据患者的年龄、性别、免疫状况、肝肾功能等调整给药剂量和时间,不宜长期服用广谱抗生素

D. 尽量避免在皮肤、黏膜伤口局部使用抗生素

E. 预防性用药要有明确指征

五、问答题

1. 简述建立生物安全实验室的意义。

2. 简述医院感染的病原体特点。

习题答案

任务七 球 菌

一、名词解释

1. SPA 2. 猩红热

二、填空题

1. 葡萄球菌的分类依据是_____和_____。

2. 葡萄球菌抗吞噬可通过_____和_____实现。

3. 奈瑟菌属包括_____和_____。

4. SPA 的生物学活性是可与_____分子的_____非特异性结合。

5. _____试验阳性是致病性葡萄球菌的重要标志。

6. 可引起食物中毒的化脓性球菌为_____。

7. 葡萄球菌所致疾病主要有侵袭性疾病和毒素性疾病两大类,其中毒素性疾病主要包括_____、_____、_____和_____。

8. 成双排列的球菌有_____、_____和_____。

9. 按溶血现象,链球菌可分为_____、_____和_____三大类。

10. 产生 IgA_1 蛋白酶的球菌是_____。

11. 脑膜炎奈瑟菌的形态呈_____,在患者脑脊液中多位于_____内,革兰染色_____。

12. 脑膜炎奈瑟菌的致病因素有_____、_____、_____。

13. 链球菌感染易于扩散,其原因是该菌能产生_____、_____、_____。

14. 在不形成芽孢的细菌中,抵抗力最强的是_____。

15. 淋病奈瑟菌主要以_____方式传播,从而引起_____。

三、单选题

1. 金黄色葡萄球菌的致病因素不包括(   )。

A. 溶血素   B. 血浆凝固酶   C. 肠毒素

D. 菌毛   E. 表皮剥脱毒素

2. 血浆凝固酶可以(   )。

A. 促进细菌在体内扩散   B. 由表皮葡萄球菌产生

C. 增强细菌抗吞噬能力   D. 与抗体 IgG 的 Fc 段非特异性结合

E. 水解透明质酸

3. SPA 的特点是（　　　）。

A. 直接杀伤巨噬细胞　　　　　　　　　　　B. 中和肠毒素

C. 位于 90% 以上的金黄色葡萄球菌的细胞膜上　D. 能与抗体 IgG 的 Fab 段结合

E. 能与抗体 IgG 的 Fc 段结合

4. 葡萄球菌的生物学性状不包括（　　　）。

A. 革兰染色呈阳性　　　　　B. 由透明质酸组成的荚膜　　　C. 无鞭毛

D. 可产生脂溶性色素　　　　E. 不形成芽孢

5. 以下为革兰阴性球菌的是（　　　）。

A. 金黄色葡萄球菌　　　　　B. 甲型链球菌　　　　　　　　C. 乙型链球菌

D. 肺炎链球菌　　　　　　　E. 脑膜炎奈瑟菌

6. 链球菌中主要的致病菌是（　　　）。

A. C 群链球菌　　　　　　　B. A 群链球菌　　　　　　　　C. D 群链球菌

D. B 群链球菌　　　　　　　E. E 群链球菌

7. 链球菌的分类依据之一是（　　　）。

A. 能否产生血浆凝固酶　　　B. 产生色素的颜色不同　　　　C. 鞭毛抗原的不同

D. 在血平板中的溶血现象不同　E. 传播途径不同

8. 使金黄色葡萄球菌感染局限化的是（　　　）。

A. 血浆凝固酶　　　　　　　B. 杀白细胞素　　　　　　　　C. 溶血素

D. 透明质酸酶　　　　　　　E. 溶菌酶

9. 使金黄色葡萄球菌在血平板上产生透明溶血环的是（　　　）。

A. 血浆凝固酶　　　　　　　B. 杀白细胞素　　　　　　　　C. 溶血素

D. 透明质酸酶　　　　　　　E. 溶菌酶

10. 金黄色葡萄球菌引起的毒素性疾病不包括（　　　）。

A. 肉毒中毒　　　　　　　　B. 烫伤样皮肤综合征　　　　　C. 菌群失调性肠炎

D. 毒性休克综合征　　　　　E. 食物中毒

11. 可与 IgG 的 Fc 段结合的细菌表面蛋白是（　　　）。

A. M 蛋白　　　　　　　　　B. Vi 抗原　　　　　　　　　　C. 葡萄球菌 A 蛋白

D. 炭疽杆菌荚膜多糖抗原　　E. 大肠杆菌 K 抗原

12. 治疗链球菌感染首选的抗生素是（　　　）。

A. 黄连素　　　B. 氯霉素　　　C. 利福平　　　D. 青霉素　　　E. 异烟肼

13. 乙型溶血性链球菌的致病物质不包括（　　　）。

A. 肠毒素　　　　　　　　　B. M 蛋白　　　　　　　　　　C. 溶血素 O

D. 透明质酸酶　　　　　　　E. 致热外毒素

14. 关于金黄色葡萄球菌的描述,下列哪种说法是错误的?（　　　）

A. 引起局部化脓性感染时病变比较局限　　　B. 耐盐性强

C. 在血平板上形成完全透明的溶血环　　　　D. 不易产生耐药性,抵抗力强

E. 革兰染色阳性

15. 乙型溶血性链球菌引起的疾病不包括（　　　）。

A. 猩红热　　　　　　　　　B. 亚急性细菌性心内膜炎　　　C. 中耳炎

D. 风湿热　　　　　　　　　E. 肾小球肾炎

16. 脑膜炎奈瑟菌的主要致病物质是(　　)。

A. 荚膜　　　　B. 菌毛　　　　C. 内毒素　　　　D. 自溶酶　　　　E. 红疹毒素

17. 引起烫伤样皮肤综合征的微生物是(　　)。

A. 回归热螺旋体　　　　　　B. 衣原体　　　　　　C. 产气荚膜梭菌

D. 肺炎链球菌　　　　　　　E. 金黄色葡萄球菌

18. 金黄色葡萄球菌产生的毒素是(　　)。

A. 内毒素　　　　　　　　　B. 杀白细胞素　　　　　C. 紫癜形成因子

D. 致死因子　　　　　　　　E. 红疹毒素

19. 肺炎链球菌的主要致病物质是(　　)。

A. 脂多糖　　　　B. SPA　　　　C. 荚膜成分　　　　D. M蛋白　　　　E. 杀白细胞素

20. 能产生SPA的细菌是(　　)。

A. 葡萄球菌　　　　　　　　B. 乙型溶血性链球菌　　　C. 白喉棒状杆菌

D. 百日咳鲍特菌　　　　　　E. 肉毒梭菌

21. 亚急性心内膜炎是由(　　)引起的感染。

A. 立克次体　　　　　　　　B. 衣原体　　　　　　　C. 肠道病毒

D. 条件致病菌　　　　　　　E. 乙型溶血性链球菌

22. 淋病奈瑟菌的培养要求较高,常用的培养基是(　　)。

A. 巧克力平板　　　　　　　B. 亚碲酸钾平板　　　　C. 普通肉汤培养基

D. 血平板　　　　　　　　　E. 半固体培养基

23. 检测淋病奈瑟菌时,应采集的标本是(　　)。

A. 泌尿生殖道的脓性分泌物　　　　　　B. 脑脊液

C. 伤口坏死组织或渗出物　　　　　　　D. 皮肤的出血淤斑渗出物

E. 呕吐物或剩余食物

24. 可增强链球菌扩散能力的致病物质是(　　)。

A. 血浆凝固酶　　　　　　　B. 红疹毒素　　　　　　C. M蛋白

D. 多糖抗原　　　　　　　　E. 透明质酸酶

25. 培养脑膜炎奈瑟菌应选用(　　)。

A. 庖肉培养基　　　　　　　B. 柯氏培养基　　　　　C. 牛乳培养基

D. 巧克力培养基　　　　　　E. 罗氏培养基

26. 关于淋病奈瑟菌,下述叙述错误的是(　　)。

A. 革兰阴性肾形双球菌　　　B. 人是本菌唯一宿主　　　C. 通过性接触传播

D. 新生儿可经产道感染　　　E. 女性感染者比男性感染者严重

27. 下述哪项不是脑膜炎奈瑟菌的主要特点?(　　)

A. 革兰阴性肾形双球菌　　　　　　　　B. 专性需氧,普通培养基上不能生长

C. 标本直接涂片,细菌可位于中性粒细胞内　　D. 对理化因素抵抗力很低

E. 可分解甘露醇

28. 链球菌感染后引起的超敏反应是(　　)。

A. 产褥热　　　B. 风湿热　　　C. 猩红热　　　D. 波浪热　　　E. 以上都不是

29. 能产生自溶酶的细菌是(　　)。

A. 葡萄球菌　　　　　　　　B. 链球菌　　　　　　　C. 伤寒沙门菌

D. 肺炎链球菌　　　　　　　　　E. 脑膜炎奈瑟菌

30. 形成脐状菌落的细菌是(　　)。

A. 葡萄球菌　　　　　　　B. 链球菌　　　　　　　C. 伤寒沙门菌

D. 肺炎链球菌　　　　　　E. 百日咳鲍特菌

31. 某校多名学生在食堂进餐后数小时出现恶心、呕吐症状。取剩余食物做细菌培养,培养物可分解甘露醇。你认为此菌的其他特点是(　　)。

A. 抗链球菌溶血素O试验阳性　B. 致病物质有SPA　　　C. 能产生自溶酶

D. 人是其唯一宿主　　　　　　E. 可形成双层溶血环

32. 某患者头痛剧烈,喷射性呕吐,皮肤有出血性淤斑,脑膜刺激征(＋)。培养此病原菌应选用(　　)。

A. 罗氏培养基　　　　　　B. 沙保弱培养基　　　　C. 巧克力培养基

D. 吕氏培养基　　　　　　E. 柯氏培养基

四、多选题

1. 淋病奈瑟菌可引起(　　)。

A. 阴道炎　　　　　　　　B. 尿道炎　　　　　　　C. 化脓性结膜炎

D. 慢性前列腺炎　　　　　E. 宫颈炎

2. 金黄色葡萄球菌可引起(　　)。

A. 败血症、脓毒血症　　　B. 化脓性脑脊髓膜炎　　C. 食物中毒

D. 假膜性肠炎　　　　　　E. 猩红热

五、配伍题

A. 假膜性肠炎　　　　　　B. 亚急性细菌性心内膜炎　C. 猩红热

D. 大叶性肺炎　　　　　　E. 霍乱

1. 乙型溶血性链球菌可导致(　　)。

2. 金黄色葡萄球菌可导致(　　)。

3. 甲型溶血性链球菌可导致(　　)。

4. 肺炎链球菌可导致(　　)。

A. 葡萄球菌　　　　　　　B. 链球菌　　　　　　　C. 淋病奈瑟菌

D. 脑膜炎奈瑟菌　　　　　E. 肺炎链球菌

5. 最不容易产生耐药性的是(　　)。

6. 最常引起脓毒血症的是(　　)。

7. 引起新生儿脓漏眼的是(　　)。

8. 致病物质是荚膜的是(　　)。

A. 血浆凝固酶　　　　　　B. 溶血素　　　　　　　C. 透明质酸酶

D. 自溶酶　　　　　　　　E. M蛋白

9. 使乙型溶血性链球菌易于扩散的是(　　)。

10. 使化脓性感染易于局限化的是(　　)。

11. 金黄色葡萄球菌和链球菌均可产生(　　)。

12. 奈瑟菌属可产生(　　)。

13. 与链球菌感染后肾小球肾炎有关的是(　　)。

六、问答题

葡萄球菌、链球菌在引起局部化脓性感染时各有何特点？为什么？

习题答案

任务八　肠道杆菌

一、名词解释

1. 肥达试验　2. 外斐反应

二、填空题

1. 常用_____培养基从粪便中分离肠道致病菌。

2. 志贺菌属依抗原结构分为 A 群痢疾志贺菌、B 群_____、C 群_____、D 群宋内志贺菌。

3. 肠杆菌科的鉴定,先依据 KIA 和_____的反应结果初步鉴定菌属。

4. 引起腹泻的大肠埃希菌有 ETEC、EPEC、_____、_____;O157:H7 属于_____。

5. 克氏双糖铁培养基(KIA)培养可观察_____、_____和_____三种生化反应。

6. 志贺菌根据抗原结构和生化反应不同,可分为四群:_____、_____、_____和_____。我国以_____和_____引起的细菌性痢疾较多见。

7. IMViC 试验是指_____、_____、_____和_____。

8. 肠道杆菌非致病菌多数分解_____,而致病菌一般不发酵。

9. 肠道杆菌的抗原结构比较复杂,一般有菌体 O 抗原、_____抗原和_____抗原;其中的_____抗原和_____抗原一般是肠道杆菌血清学分群和分型的依据。

10. 沙门菌可引起_____、_____、_____等疾病。

11. 产毒性大肠杆菌产生的肠毒素有_____和_____两种。

12. 伤寒沙门菌免疫以_____为主,肠热症后可获得_____。

13. 疑似肠热症患者做病原体分离培养采取标本时,发病第 1～2 周取_____,第 2～3 周可采取_____、_____或_____。

三、单选题

1. 肠道杆菌不具有的一种抗原是(　　)。

A. M 抗原　　　B. H 抗原　　　C. O 抗原　　　D. K 抗原　　　E. Vi 抗原

2. 关于肠道杆菌的描述不正确的是(　　)。

A. 所有肠道杆菌都不形成芽孢

B. 肠道杆菌都为革兰阴性菌

C. 肠道杆菌中致病菌一般可分解乳糖

D. 肠道杆菌中非致病菌一般可分解乳糖

E. 肠道杆菌多为粪—口传播

3. 痢疾志贺菌致病的首要因素是(　　)。

A. 菌毛　　　　　B. 肠毒素　　　C. 细菌素　　　D. 内毒素　　　E. 荚膜

4. 下列不属于肠杆菌科细菌的是(　　　)。

A. 双歧杆菌　　　　　　　　B. 变形杆菌　　　　　　　C. 大肠埃希菌

D. 痢疾志贺菌　　　　　　　E. 克雷伯菌属

5. 最常检查哪种细菌指数来判断水、食物是否被粪便污染?(　　　)

A. 葡萄球菌　　　B. 链球菌　　　C. 志贺菌属　　D. 大肠菌群　　E. 克雷伯菌属

6. 下列能分解乳糖的细菌是(　　　)。

A. 大肠埃希菌　　　　　　　B. 变形杆菌　　　　　　　C. 伤寒沙门菌

D. 铜绿假单胞菌　　　　　　E. 痢疾志贺菌

7. 伤寒沙门菌"O"抗原刺激机体产生的抗体是(　　　)。

A. IgG　　　　　B. IgM　　　　C. IgA　　　　D. IgE　　　　E. IgD

8. 肥达试验的原理是(　　　)。

A. 凝集反应,用已知抗体测未知抗原　　　　B. 间接凝集反应

C. 凝集反应,用已知抗原测未知抗体　　　　D. 协同凝集反应

E. 沉淀反应

9. 伤寒慢性带菌者的致病菌检出率高的标本是(　　　)。

A. 血液　　　　B. 粪便　　　　C. 骨髓　　　　D. 痰液　　　　E. 尿液

10. 肠热症的并发症之一是肠穿孔,其发生原因是(　　　)。

A. 细菌的直接作用　　　　　　　　　　　　B. 肠壁淋巴组织发生超敏反应

C. 肠梗阻　　　　　　　　　　　　　　　　D. 毒素的直接作用

E. 与细菌因素无关

11. 在 SS 平板上形成无色、细小、透明或半透明菌落的细菌是(　　　)。

A. 伤寒沙门菌　　　　　　　B. 肺炎克雷伯菌　　　　　C. 产气肠杆菌

D. 阪崎肠杆菌　　　　　　　E. 大肠埃希菌

12. 产气肠杆菌 IMViC 试验的结果是(　　　)。

A. －－＋＋　　　B. －＋－＋　　C. ＋＋－－　　D. ＋－－－　　E. ＋＋＋－

13. 能够分解尿素的肠道杆菌是(　　　)。

A. 大肠埃希菌　　　　　　　B. 伤寒沙门菌　　　　　　C. 痢疾志贺菌

D. 变形杆菌　　　　　　　　E. 阴沟肠杆菌

14. 在克氏双糖铁培养基(KIA)中,底黄斜红,无气泡,无 H_2S,最可能的细菌是(　　　)。

A. 大肠埃希菌　　　　　　　B. 伤寒沙门菌　　　　　　C. 痢疾志贺菌

D. 变形杆菌　　　　　　　　E. 阪崎肠杆菌

15. 下述没有动力的肠道杆菌是(　　　)。

A. 大肠埃希菌　　　　　　　B. 伤寒沙门菌　　　　　　C. 痢疾志贺菌

D. 变形杆菌　　　　　　　　E. 阴沟肠杆菌

16. 肠道致病菌的分离、鉴定应依赖(　　　)。

A. 形态、染色性　　　　　　B. 菌落特性　　　　　　　C. 生化反应

D. 血清学试验　　　　　　　E. 以上均需要

17. 伤寒沙门菌与其他肠道杆菌的鉴别试验不包括(　　　)。

A. 乳糖发酵试验　　　　　　B. 葡萄糖发酵试验　　　　C. 肥达试验

D. 克氏双糖铁试验　　　　　　　E. 动力试验

18. 可以区分大肠埃希菌和变形杆菌的试验是（　　　）。

A. 动力试验　　　　　　　B. 吲哚试验　　　　　　　C. 葡萄糖发酵试验

D. 尿素分解试验　　　　　E. 氧化酶试验

19. 下列关于肠道致病菌的描述,错误的是（　　　）。

A. 革兰阴性杆菌　　　　　　　　　B. 在 SS 琼脂上为无色半透明菌落

C. 大多数不分解乳糖　　　　　　　D. 抗原构造复杂,均有 H、O 抗原

E. 部分菌没有鞭毛

20. 肥达试验有诊断价值的抗体效价,通常是（　　　）。

A. O 凝集效价≥1∶40,H 凝集效价≥1∶40

B. O 凝集效价≥1∶80,H 凝集效价≥1∶160

C. O 凝集效价≥1∶40,H 凝集效价≥1∶160

D. O 凝集效价≥1∶160,H 凝集效价≥1∶80

E. O 凝集效价≥1∶40,H 凝集效价≥1∶80

21. 以下临床标本进行细菌检验时通常需要先增菌的是（　　　）。

A. 脑脊液　　　B. 尿液　　　C. 粪便　　　D. 痰液　　　E. 脓液

22. 关于肠道杆菌的描述,下列错误的是（　　　）。

A. 为革兰阴性菌　　　　　　B. 生化反应活跃　　　　　C. 触酶试验阳性

D. 氧化酶试验阳性　　　　　E. 硝酸盐还原试验阴性

23. 对伤寒患者进行粪便培养致病菌的最佳时间是（　　　）。

A. 潜伏期末　　　　　　　B. 发病第 1～4 天　　　　　C. 发病第 5～10 天

D. 发病第 2～3 周　　　　E. 疾病全程

24. 肠道杆菌中有荚膜无鞭毛,菌落呈黏液状的为（　　　）。

A. 沙门菌属　　　　　　　B. 克雷伯菌属　　　　　　　C. 大肠埃希菌

D. 沙雷菌属　　　　　　　E. 志贺菌属

25. 初步将志贺菌属细菌从肠道杆菌中鉴别出来的生化反应方法是（　　　）。

A. 培养基加亚碲酸钾　　　B. 菊糖发酵试验　　　　　　C. 尿素分解试验

D. 半固体双糖铁培养基　　E. 氧化酶试验

26. 可迟缓发酵乳糖的志贺菌属细菌是（　　　）。

A. 福氏志贺菌　　　　　　B. 宋内志贺菌　　　　　　　C. 鲍氏志贺菌

D. 痢疾志贺菌　　　　　　E. 志贺菌属所有细菌

27. 在伤寒患者发病第一周内,阳性率最高的检查方法是（　　　）。

A. 尿液培养分离伤寒沙门菌　　　　　B. 血液培养分离伤寒沙门菌

C. 粪便分离伤寒沙门菌　　　　　　　D. 血清做肥达试验

E. 皮疹穿刺液分离培养

28. 肠道致病菌与非致病菌的初步鉴别试验常选用（　　　）。

A. 吲哚试验　　　　　　　B. 尿素分解试验　　　　　　C. 乳糖发酵试验

D. H_2S 试验　　　　　　E. 氧化酶试验

四、配伍题

A. 第 1 周　　　B. 第 2～3 周　　C. 第 5～6 周　　D. 全病程　　　E. 潜伏期

1. 肠热症患者取骨髓标本可在(　　)。

2. 肠热症患者取血液标本可在(　　)。

3. 肠热症患者取粪便标本可在(　　)。

A. 肠热症可能性大 　　　　　　　B. 肠热症可能性小

C. 为以前预防接种结果或回忆反应 　　D. 为肠热症早期

E. 为免疫功能低下

4. 肥达试验 O、H 凝集效价均高于正常值,则(　　)。

5. 肥达试验 O 凝集效价高而 H 凝集效价正常,则(　　)。

6. 肥达试验 O 凝集效价正常而 H 凝集效价高,则(　　)。

五、问答题

什么是肥达试验？有何意义？分析结果时应注意哪些问题？

习题答案

任务九　螺　形　菌

一、名词解释

1. 神奈川现象　2. 快速尿素酶试验

二、填空题

1. 与胃窦炎、十二指肠溃疡、胃溃疡、胃腺癌、胃 MALT 淋巴瘤的发生密切相关的病原菌是_____。

2. 我国大陆沿海地区最常见的引起食物中毒的病原菌是_____。

3. 霍乱弧菌主要通过污染的_____或_____经消化道感染。

4. 霍乱弧菌根据 O 抗原不同分为 155 个血清群,其中_____和_____会引起霍乱流行。

5. 弧菌属中主要的致病菌有_____和_____。

6. 空肠弯曲菌空肠亚种有广泛的动物宿主,尤其是_____和_____带菌率高。

7. 幽门螺杆菌感染定居的最佳部位是_____。

8. 幽门螺杆菌的传染源主要是_____,传播途径主要是_____。

9. 已从副溶血性弧菌有毒菌株中分离出两种致病因子:_____与_____。

10. 弯曲菌属中最常见的致病菌是_____,它是人类腹泻的常见病原菌,某些菌株感染人体后会导致吉兰-巴雷综合征。

三、单选题

1. 空肠弯曲菌主要分布于(　　)。

A. 水 　　　　　　B. 土壤 　　　　　　C. 禽类、家畜的肠道内

D. 空气 　　　　　E. 海产品

2. 关于副溶血性弧菌的描述,下列错误的是(　　)。

A. 具有嗜盐性

B. 抵抗力强

147

C. 主要经烹饪不当的海产品或盐腌制品传播

D. 是我国大陆沿海地区最常见的引起食物中毒的一种病原菌

E. 神奈川现象阳性菌株为致病菌株

3. 下列物质中不是霍乱弧菌主要致病物质的是（　　）。

A. 霍乱肠毒素　　B. 鞭毛　　　　C. 普通菌毛　　D. 黏液素酶　　E. 内毒素

4. 分离霍乱弧菌常用的增菌培养基是（　　）。

A. 碱性蛋白胨水　　　　　　　B. TCBS 培养基　　　　　　　C. 麦康凯培养基

D. 伊红亚甲蓝培养基　　　　　E. SS 琼脂

5. 幽门螺杆菌的传播途径是（　　）。

A. 飞沫传播　　　　　　　　　B. 虫媒传播　　　　　　　　　C. 性接触途径传播

D. 粪—口途径传播　　　　　　E. 皮肤接触传播

6. 关于幽门螺杆菌培养特性的描述,下列错误的是（　　）。

A. 微需氧　　　　　　　　　　B. 生长缓慢

C. 对低 pH 有较强耐受力　　　D. 营养要求低

E. 形成细小、针尖状、无色透明菌落

7. 下列试验中可快速鉴定幽门螺杆菌感染的试验是（　　）。

A. 尿素酶试验　　　　　　　　B. 吲哚试验　　　　　　　　　C. 乳糖发酵试验

D. 外斐反应　　　　　　　　　E. 菊糖发酵试验

8. 胃癌的 Ⅰ 类生物致癌因子是（　　）。

A. 空肠弯曲菌　　　　　　　　B. 志贺菌　　　　　　　　　　C. 幽门螺杆菌

D. 变形杆菌　　　　　　　　　E. 副溶血性弧菌

9. 关于霍乱肠毒素的描述,下列正确的是（　　）。

A. 为耐热外毒素　　　　　　　B. 为耐热内毒素

C. 由 A、B 两种亚单位组成　　D. A 亚单位与受体结合

E. B 亚单位进入细胞发挥毒性作用

10. 关于霍乱的描述,下列错误的是（　　）。

A. 为烈性传染病　　　　　　　　　　　B. 人类是霍乱弧菌的唯一易感者

C. 病愈后,少数患者可长期带菌　　　　D. 病后的免疫力短暂

E. 接种霍乱死疫苗可增强人群的特异性免疫力

四、多选题

1. 空肠弯曲菌感染可引起的疾病有（　　）。

A. 胃肠炎　　　　　　　　　　B. 脑膜炎　　　　　　　　　　C. 化脓性关节炎

D. 吉兰-巴雷综合征　　　　　 E. 胃腺癌

2. 幽门螺杆菌感染可引起的疾病有（　　）。

A. 食物中毒　　　　　　　　　B. 胃窦炎　　　　　　　　　　C. 十二指肠溃疡

D. 胃溃疡　　　　　　　　　　E. 胃腺癌

3. 副溶血性弧菌感染可引起的疾病有（　　）。

A. 食物中毒　　　　　　　　　B. 浅表性创伤感染　　　　　　C. 败血症

D. 胃溃疡　　　　　　　　　　E. 吉兰-巴雷综合征

4. 关于副溶血性弧菌的致病性描述,下列正确的是（　　）。

A. 患者因食入未煮熟的海产品而感染

B. 潜伏期平均为 24 h

C. 主要症状为腹痛、腹泻、呕吐、发热等

D. 主要致病物质为耐热直接溶血素与耐热相关溶血素

E. 病后免疫力不强

5. 霍乱弧菌的致病物质有（　　　）。

A. 鞭毛 B. 黏液素酶 C. 菌毛

D. 透明质酸酶 E. 霍乱肠毒素

五、问答题

简述幽门螺杆菌的致病物质。

习题答案

任务十　分 枝 杆 菌

一、名词解释

1. 抗酸杆菌　2. 结核菌素试验　3. BCG

二、填空题

1. 根据临床表现、免疫病理变化和细菌检查结果等可将麻风病分为 3 种病型，即_____、_____和_____。

2. _____是麻风病的病原体，革兰染色阳性，具有_____性。

3. 结核菌素试验包括针对_____和_____两种菌体蛋白。

4. 结核分枝杆菌不产生内毒素、外毒素及侵袭性酶，其致病性可能与细菌在组织细胞内_____、_____及_____引起的免疫损伤有关，结核分枝杆菌的致病物质主要是_____、_____和_____。

5. 结核分枝杆菌分为_____、_____、_____、_____和_____等，前 4 种对人类致病，其中_____结核分枝杆菌感染率最高。

三、单选题

1. 结核分枝杆菌为专性需氧菌，营养要求较高，生长在固体培养基上多久可出现肉眼可见的菌落？（　　　）

A. 2～5 周　　　B. 1 周　　　C. 3 天　　　D. 8 周以上　　　E. 18～24 h

2. 结核分枝杆菌复合群不包括（　　　）。

A. 人型结核分枝杆菌 B. 牛型结核分枝杆菌 C. 坎纳分枝杆菌

D. 非洲分枝杆菌 E. 麻风分枝杆菌

3. 痰涂片检查结核分枝杆菌应选用的方法是（　　　）。

A. 革兰染色 B. 墨汁负染色 C. 特殊染色

D. 抗酸染色 E. 吉姆萨染色

4. 结核菌素试验的原理是（　　　）。

A. Ⅰ型超敏反应 B. Ⅱ型超敏反应 C. Ⅲ型超敏反应

D. Ⅳ型超敏反应 E. 毒素与抗毒素的中和反应

5. 卡介苗的接种对象主要是（　　　）。

A. 结核病早期患者　　　　　　　　B. 结核菌素试验阳性者　　　　C. 严重的结核病患者

D. 结核菌素试验呈强阳性者　　　　E. 新生儿和结核菌素试验呈阴性者

6. 人体抗结核分枝杆菌免疫的特点是(　　　)。

A. 体液免疫和细胞免疫并重　　　　　　　　B. 以细胞免疫为主,是传染性免疫

C. 以体液免疫为主　　　　　　　　　　　　D. 感染后可获得持久免疫力

E. 不能通过预防接种获得

7. 结核分枝杆菌的致病物质是(　　　)。

A. 外毒素　　　　B. 内毒素　　　C. 侵袭性酶　　　D. 菌体成分　　E. 菌毛

8. 卡介苗是通过以下哪种变异获得的?(　　　)

A. 毒力变异　　　　　　　　　B. 形态变异　　　　　　　　　C. 抗原性变异

D. 菌落变异　　　　　　　　　E. 耐药性变异

9. 培养结核分枝杆菌常用的培养基是(　　　)。

A. 血平板　　　　　　　　　　B. 吕氏培养基　　　　　　　　C. 鲍-金培养基

D. 罗氏培养基　　　　　　　　E. 巧克力培养基

四、多选题

1. 麻风分枝杆菌主要侵犯的部位是(　　　)。

A. 皮肤　　　　B. 黏膜　　　C. 肝、脾　　　D. 周围神经　　E. 肾上腺

2. 下列物质中与结核分枝杆菌致病有关的是(　　　)。

A. 蛋白质　　　　B. 磷脂　　　C. 索状因子　　　D. 蜡质 D　　　E. 内毒素

3. 结核分枝杆菌侵入机体的途径有(　　　)。

A. 呼吸道　　　　　　　　　　B. 节肢动物　　　　　　　　　C. 消化道

D. 破损的黏膜　　　　　　　　E. 破损的皮肤

4. 下列关于结核分枝杆菌抵抗力的描述,正确的是(　　　)。

A. 耐酸碱　　　　　　　　　　B. 耐干燥　　　　　　　　　　C. 耐紫外线

D. 易产生耐药性　　　　　　　E. 对湿热敏感

五、配伍题

A. 罗氏培养基　　　　　　　　B. BCYE 培养基　　　　　　　C. 巧克力色血平板

D. 鲍-金培养基　　　　　　　E. SS 平板

1. 分离嗜肺军团菌应用(　　　)。

2. 培养结核分枝杆菌应用(　　　)。

3. 分离百日咳鲍特菌应用(　　　)。

4. 分离流感嗜血杆菌应用(　　　)。

六、问答题

简述结核菌素试验的原理、方法、结果分析及意义。

习题答案

任务十一　厌氧性细菌

一、名词解释

1. 厌氧性细菌　2. 汹涌发酵

二、填空题

1. 无芽孢厌氧菌大多数是人体的_____,多引起内源性感染。

2. 目前已知毒性最强的生物毒素是_____。

3. 肉毒梭菌的芽孢位于菌体的次极端,直径_____菌体,使菌体呈_____状。

4. 肉毒梭菌主要通过_____感染,引起以_____为主要症状的肉毒中毒。

5. 产气荚膜梭菌在牛奶培养基中可以产生_____现象。

6. 产气荚膜梭菌的芽孢位于菌体的次极端,直径_____菌体。

7. 引起破伤风的主要致病物质是_____。

8. 厌氧芽孢梭菌主要包括_____、_____和_____。

三、单选题

1. 关于破伤风痉挛毒素的特性,下列叙述正确的是( )。

A. 属神经毒素　　　　　　　B. 属肠毒素　　　　　　　C. 属细胞毒素

D. 仅作用于外周神经　　　　E. 毒性不强

2. 能引起食物中毒,但很少引起消化道症状的细菌是( )。

A. 金黄色葡萄球菌　　　　　B. 肉毒梭菌　　　　　　　C. 副溶血性弧菌

D. 肠炎沙门菌　　　　　　　E. 产气荚膜梭菌

3. 产气荚膜梭菌除可引起气性坏疽外,还可引起( )。

A. 食物中毒　　B. 肺炎　　C. 败血症　　D. 尿道炎　　E. 以上都不是

4. 破伤风梭菌的致病条件为( )。

A. 菌群失调　　　　　　　　　　　　B. 机体无免疫力

C. 伤口处存在厌氧微环境　　　　　　D. 繁殖体污染伤口

E. 芽孢污染伤口

5. 厌氧芽孢梭菌对外界因素抵抗力强是因为有( )。

A. 荚膜　　B. 芽孢　　C. 鞭毛　　D. 菌毛　　E. 内毒素

6. 在无芽孢厌氧菌感染中,最常见的致病菌是( )。

A. 消化链球菌　　　　　　　B. 脆弱拟杆菌　　　　　　C. 丙酸杆菌

D. 梭状杆菌　　　　　　　　E. 双歧杆菌

7. 在人体肠道正常菌群中,占绝对优势的是( )。

A. 链球菌　　　　　　　　　B. 大肠杆菌　　　　　　　C. 变形杆菌

D. 白色念珠菌　　　　　　　E. 无芽孢厌氧菌

8. 血平板上可形成双层溶血环的细菌是( )。

A. 产气荚膜梭菌　　　　　　B. 肉毒梭菌　　　　　　　C. 炭疽芽孢杆菌

D. 白喉棒状杆菌　　　　　　E. 鼠疫耶尔森菌

9. 关于肉毒毒素的作用机制,下列叙述正确的是( )。

A. 使脑神经和外周神经兴奋性增加　　　　B. 使自主神经兴奋性增加

C. 使自主神经兴奋性麻痹　　　　　　　　D. 阻碍乙酰胆碱的释放

E. 释放抑制性神经介质

10. 产气荚膜梭菌可分为多个血清型,对人致病的主要为( )。

A. E型　　　B. D型　　　C. C型　　　D. B型　　　E. A型

四、多选题

1. 关于无芽孢厌氧菌的共同特点的描述,不包括(   )。

A. 是人体的正常菌群
B. 抵抗力强
C. 须做细菌分离培养才能确诊
D. 治疗须应用抗菌药物
E. 革兰染色阳性

2. 关于产气荚膜梭菌的叙述,以下哪几项是正确的?(   )

A. 革兰染色阳性的粗大杆菌
B. 汹涌发酵试验阳性
C. 致病条件仅见于深而窄的伤口
D. 具有强大的侵袭力
E. 是气性坏疽的主要病原菌

3. 关于破伤风抗毒素的描述,下列哪几项是正确的?(   )

A. 可抑制破伤风梭菌生长
B. 可中和游离外毒素的毒性作用
C. 可中和与细胞结合的外毒素的毒性作用
D. 可用类毒素免疫的动物血清制备
E. 可用于特异性治疗破伤风

4. 厌氧芽孢梭菌属致病菌的特点是(   )。

A. 革兰染色阳性
B. 无荚膜
C. 产生外毒素,致病性强
D. 引起外源性感染
E. 治疗须应用抗毒素和抗菌药物

5. 下列属于专性厌氧菌的是(   )。

A. 炭疽芽孢杆菌
B. 肉毒梭菌
C. 白喉棒状杆菌
D. 肺炎链球菌
E. 脆弱拟杆菌

五、配伍题

A. 破伤风梭菌
B. 肉毒梭菌
C. 艰难梭菌
D. 产气荚膜梭菌
E. 脆弱拟杆菌

1. 芽孢为正圆形,直径大于菌体,位于菌体顶端,使菌体呈鼓槌状的是(   )。
2. 芽孢为卵圆形,直径大于菌体,位于菌体次级端,使菌体呈网球拍状的是(   )。
3. 芽孢为卵圆形,直径小于菌体,位于菌体次级端或中央的是(   )。

六、问答题

简述破伤风梭菌的致病条件及致病机制。

习题答案

任务十二　动物源性细菌

一、名词解释

人畜(兽)共患病

二、填空题

1. 人类炭疽因侵入途径的不同分为_____、_____和_____ 3种临床类型。

2. 人类鼠疫类型有_____、_____、_____。

3. 鼠疫耶尔森菌在肉汤培养液中生长 48 h 后可形成_____,稍加摇动可出现_____状下沉。

4. 布鲁杆菌含有两种抗原物质，即_____和_____，利用两种抗原量的_____不同可对菌种进行区别。

5. 布鲁杆菌是一类革兰染色_____性的短小杆菌。

6. 布鲁杆菌感染动物主要引起_____，感染人类可导致_____。

三、单选题

1. 人类历史上第一个被发现的病原菌是(   )。

A. 痢疾杆菌   B. 布鲁杆菌   C. 霍乱弧菌
D. 炭疽芽孢杆菌   E. 鼠疫耶尔森菌

2. 能引起波浪热的病原体是(   )。

A. 炭疽芽孢杆菌   B. A 群溶血性链球菌   C. 布鲁杆菌
D. 疏螺旋体   E. 伤寒沙门菌

3. 鼠疫耶尔森菌、炭疽芽孢杆菌、布鲁杆菌三者的共同特性是(   )。

A. 革兰染色阴性   B. 可感染动物   C. 有芽孢
D. 大多经皮肤感染   E. 经昆虫媒介感染

4. 下列属于自然疫源性传染病的是(   )。

A. 白喉   B. 霍乱   C. 结核病
D. 细菌性痢疾   E. 鼠疫

5. 下列属于动物源性细菌的是(   )。

A. 麻风分枝杆菌   B. 伤寒沙门菌   C. 布鲁杆菌
D. 破伤风梭菌   E. 肉毒梭菌

6. "黑死病"形容的是以下哪一种细菌感染的临床表现？(   )

A. 炭疽芽孢杆菌   B. 麻风分枝杆菌   C. 布鲁杆菌
D. 钩端螺旋体   E. 鼠疫耶尔森菌

7. 鼠疫耶尔森菌的传播媒介是(   )。

A. 鼠虱   B. 鼠蚤   C. 恙螨   D. 蚊   E. 蜱

8. 鼠疫耶尔森菌的致病物质不包括(   )。

A. 内毒素   B. F_1 抗原和 V-W 抗原   C. 鼠毒素
D. 外膜蛋白   E. 菌毛

9. 革兰染色阴性、两端浓染的卵圆形短杆菌是(   )。

A. 布鲁杆菌   B. 炭疽芽孢杆菌   C. 鼠疫耶尔森菌
D. 白喉棒状杆菌   E. 霍乱弧菌

10. 阿氏试验可用于下列哪种感染的诊断？(   )

A. 炭疽   B. 鼠疫   C. 布鲁菌病   D. 结核病   E. 麻风病

四、多选题

1. 炭疽毒素的组成不包括(   )。

A. 外膜蛋白   B. 菌体多糖抗原   C. 致死因子
D. 保护性抗原   E. 水肿因子

2. 布鲁杆菌的致病物质包括(   )。

A. 外毒素   B. 内毒素   C. 芽孢
D. 透明质酸酶   E. 荚膜

3. 布鲁杆菌可通过下列哪种途径感染人类?( )

A. 皮肤　　　　B. 呼吸道　　　C. 消化道　　　D. 眼结膜　　　E. 血液

4. 关于布鲁杆菌的描述,下列正确的是( )。

A. 革兰染色阳性的短杆菌　　　　B. 引起母畜流产　　　　C. 引起波浪热

D. 我国以羊布鲁杆菌较为多见　　E. 机体感染后形成带菌免疫

5. 炭疽芽孢杆菌的主要致病因素有( )。

A. 透明质酸酶　　　　　　　　B. 炭疽毒素　　　　　　　　C. 荚膜

D. 肠毒素　　　　　　　　　　E. 内毒素

五、问答题

1. 主要的动物源性细菌有哪些?各引起哪些人畜共患病?

2. 试述布鲁杆菌的传染途径、致病物质及致病机制。

3. 试述炭疽芽孢杆菌的致病物质及作用。

4. 炭疽芽孢杆菌可通过哪些途径感染人体?各引起何种临床类型的炭疽?

5. 鼠疫耶尔森菌可引起哪几种临床类型的鼠疫?

习题答案

任务十三　　其他致病性细菌

一、名词解释

1. 异染颗粒　2. 卫星现象

二、填空题

1. 鲍曼不动杆菌是医院感染的重要病原菌,主要引起_____感染,对_____、_____和_____患者威胁较大。

2. 嗜肺军团菌寄生于_____,常见于_____系统污染而造成传播流行,治疗首选_____。

3. 铜绿假单胞菌又称为_____,是一种常见的条件致病菌,是引起_____感染的主要致病菌之一。

4. 流感嗜血杆菌生长时需要_____因子和_____因子。

5. 百日咳鲍特菌是引起人类_____的病原菌,初次分离常用含有马铃薯、甘油、血液的_____培养基,可形成_____样的菌落。

6. 白喉棒状杆菌的主要致病物质是_____,其化学性质是_____,分别由 A、B 两个亚单位组成。

7. 白喉棒状杆菌用亚甲蓝染色菌体着色不均匀,可见_____;用 Albert 染色可见蓝黑色颗粒,与菌体着色不同,称_____。

8. 白喉棒状杆菌俗称_____,是引起人类_____的病原菌,多发于_____。

三、单选题

1. 百日咳鲍特菌的传播途径是( )。

A. 接触传播　　　　　　　　B. 血液传播　　　　　　　　C. 虫媒传播

D. 呼吸道传播　　　　　　　E. 母婴传播

2. 关于白喉抗毒素的应用,下列错误的是( )。

A. 用于治疗　　　　　　　　　　　B. 用于紧急预防

C. 用于治疗时应早期、足量　　　　　D. 使用前必须做皮肤过敏试验

E. 若注射后出现过敏现象,可继续使用

3. 流感嗜血杆菌引起的疾病不包括以下哪一个?( )

A. 鼻窦炎　　　B. 中耳炎　　　C. 咽炎　　　D. 流感　　　E. 支气管炎

4. 关于鲍曼不动杆菌的描述,下列错误的是( )。

A. 对多种抗菌药物耐药　　　　　　B. 条件致病菌

C. 广泛存在且抵抗力强　　　　　　D. 黏附力弱

E. 采用联合用药进行治疗

5. 铜绿假单胞菌产生的是( )。

A. 抗生素　　　　　　B. 细菌素　　　　　　C. 水溶性色素

D. 脂溶性色素　　　　E. 以上都有

6. 白喉棒状杆菌感染后引起的局部病变特征是( )。

A. 假膜　　　B. 坏疽　　　C. 溃疡　　　D. 炎症　　　E. 化脓

7. 白喉棒状杆菌的鉴别特征是( )。

A. 卫星现象　　　　　　B. 异染颗粒　　　　　　C. 革兰染色阳性

D. 抗酸染色阳性　　　　E. 分解 H_2S

四、多选题

1. 关于铜绿假单胞菌的描述,下列正确的是( )。

A. 条件致病菌　　　　　　　　　B. 人体正常菌群之一

C. 多见于免疫力低下、烧烫伤患者　　D. 呼吸道传播

E. 感染后不产生特异性抗体

2. 为了减少由鲍曼不动杆菌引起的医院感染的发生和多重耐药菌株的出现,应采取的措施包括( )。

A. 对医疗器械进行严格彻底的消毒　　B. 加强耐药性的监测

C. 加强医护人员的无菌操作　　　　　D. 进行规范、有效的连续监测

E. 实施有效的消毒隔离措施

3. 百日咳的典型临床病程分为( )。

A. 潜伏期　　　B. 卡他期　　　C. 痉挛期　　　D. 恢复期　　　E. 传染期

4. 关于流感嗜血杆菌的描述,下列错误的是( )。

A. 为革兰阳性杆菌　　　　　　B. 是引起流感的病原菌

C. 生长需要 X 因子和 V 因子　　D. 与葡萄球菌培养,可形成卫星现象

E. 抵抗力强,耐热和干燥

5. 关于嗜肺军团菌的描述,下列正确的是( )。

A. 广泛分布于各种水体中　　　　B. 主要通过呼吸道传播

C. 专性厌氧菌　　　　　　　　　D. 是医院感染的主要病原菌之一

E. 以细胞免疫为主

五、问答题

1. 百日咳各期的临床症状有何特点?

2. 简述白喉的致死原因。

3. 简述流感嗜血杆菌所致的疾病种类。

任务十四　　其他原核细胞型微生物

一、名词解释

1. 螺旋体　2. 立克次体　3. 衣原体　4. 支原体

二、填空题

1. 梅毒螺旋体抵抗力极弱,对_____、_____和_____均很敏感。

2. 梅毒螺旋体是_____的病原体,通过_____或_____传播。_____是梅毒的唯一传染源。

3. _____和_____是钩端螺旋体的重要传染源和储存宿主。

4. 钩端螺旋体的致病物质主要有_____、_____和_____等。

5. 对人有致病作用的螺旋体主要有_____、_____和_____等。

6. 流行性斑疹伤寒的病原体是_____,患者血清可与变形杆菌_____发生凝集反应。

7. 莫氏立克次体的天然储存宿主是_____,以_____为媒介传染给人,从而引起_____。

8. 溶脲脲原体主要通过_____传播,引起_____、_____等疾病。

9. 肺炎支原体通过_____传播,可引起_____疾病。

10. 梅毒的梅毒疹是临床_____期梅毒的表现,硬下疳是临床_____期梅毒的表现。

三、单选题

1. 关于梅毒螺旋体的致病性与免疫性的描述,下列错误的是(　　　)。

A. 人是梅毒的唯一传染源

B. 致病因素有内、外毒素

C. 先天性梅毒由母亲胎盘传给胎儿

D. 后天性梅毒的传播途径主要是性接触

E. 机体抗梅毒螺旋体的免疫为传染性免疫

2. 一期梅毒患者,检查病原体时应取的标本是(　　　)。

A. 血液 　　　　　　　　　B. 尿液 　　　　　　　　　C. 脑脊液

D. 下疳渗出物 　　　　　　E. 梅毒疹渗出物

3. 下列病原体中抵抗力最弱的是(　　　)。

A. 钩端螺旋体 　　　　　　B. 梅毒螺旋体 　　　　　　C. 回归热螺旋体

D. 立克次体 　　　　　　　E. 真菌

4. 关于钩端螺旋体的描述,以下哪项是错误的?(　　　)

A. 鼠类和猪是主要传染源

B. 机体病后可获得对同型钩端螺旋体牢固的免疫力

C. 钩端螺旋体在血液中消失后,可在肾内存留较长时间

D. 钩端螺旋体有较强的侵袭力,可通过正常或破损的皮肤黏膜侵入机体

E. 发病一周内可取尿液作为实验室检查的标本

5. 关于梅毒的描述,以下哪项是错误的?( )

A. 治疗不及时易成慢性

B. 机体病后可获得终身免疫力

C. 可通过性接触传播或通过垂直传播

D. 病原体是螺旋体

E. 人是唯一传染源

6. 下述哪种方法不能杀灭沙眼衣原体?( )

A. 眼科医生的手在 70％乙醇中浸泡 1 min

B. 将污染的面盆用 0.5％苯酚浸泡 30 min

C. 将污染的毛巾煮沸 1 min

D. 将患者用过的毛巾晒干 1 h

E. 将患者用过的器械放冰箱冷冻过夜

7. 引起原发性非典型肺炎的最常见的微生物是( )。

A. 细菌   B. 冠状病毒   C. 肺炎支原体

D. 螺旋体   E. 肺炎链球菌

8. 沙眼由以下哪种病原微生物引起?( )

A. 螺旋体   B. 立克次体   C. 支原体   D. 衣原体   E. 病毒

9. 下列微生物中不属于严格胞内寄生的是( )。

A. 病毒   B. 立克次体   C. 沙眼衣原体

D. 肺炎衣原体   E. 肺炎支原体

10. 机体通过接触疫水、疫土而感染的病原微生物是( )。

A. 支原体   B. 衣原体   C. 普氏立克次体

D. 钩端螺旋体   E. 放线菌

四、多选题

1. 下列疾病中,以节肢动物为传播媒介的有( )。

A. 鼠疫   B. 伤寒   C. 钩端螺旋体病

D. 恙虫病   E. 斑疹伤寒

2. 立克次体与细菌的相同点是( )。

A. 有细胞壁   B. 对多种抗菌药物敏感   C. 以二分裂方式繁殖

D. 严格胞内寄生   E. 可以在普通培养基上生长

3. 下列微生物中,经性接触传播的有( )。

A. 淋病奈瑟菌   B. 梅毒螺旋体   C. 沙眼衣原体

D. 溶脲脲原体   E. 钩端螺旋体

4. 可引起人畜共患病的螺旋体有( )。

A. 钩端螺旋体   B. 梅毒螺旋体   C. 回归热螺旋体

D. 伯氏螺旋体   E. 奋森螺旋体

5. 关于钩端螺旋体的生物学性状,下列叙述哪些是正确的?( )

A. 属于密螺旋体   B. 一端或两端呈钩状,运动活泼

C. 常用 Korthof 培养基培养   D. 培养时适宜温度为 28 ℃

E. 在水和土壤中可以存活数月

6. 斑疹伤寒立克次体的传播媒介有( )。

A. 虱   B. 螨   C. 蚤   D. 蜱   E. 白蛉

7. 性接触传播的支原体有（   ）。

A. 溶脲脲原体   B. 人型支原体   C. 生殖支原体

D. 肺炎支原体   E. 穿透支原体

8. 钩端螺旋体病临床常见的类型有（   ）。

A. 流感伤寒型   B. 黄疸出血型   C. 脑膜脑炎型

D. 肺出血型   E. 胃肠炎型

9. 下列疾病中，由立克次体引起的有（   ）。

A. 鼠疫   B. 流行性斑疹伤寒   C. 钩端螺旋体病

D. 恙虫病   E. 地方性斑疹伤寒

五、配伍题

A. 溶脲脲原体   B. 人型支原体   C. 肺炎支原体

D. 生殖支原体   E. 穿透支原体

1. 人类支原体肺炎的病原体是（   ）。

2. 能够吸附和穿入人和动物的红细胞的是（   ）。

3. 可分解尿素的支原体是（   ）。

A. 沙眼衣原体沙眼亚种

B. 沙眼衣原体性病淋巴肉芽肿（LGV）生物亚种

C. 沙眼生物变种 D-K 血清型

D. 肺炎衣原体

E. 鹦鹉热衣原体

4. 引起沙眼的病原体是（   ）。

5. 引起包涵体结膜炎的病原体是（   ）。

6. 引起性病淋巴肉芽肿的病原体是（   ）。

7. 引起急性呼吸道感染最主要的病原体是（   ）。

A. 普氏立克次体   B. 莫氏立克次体   C. 恙虫病东方体

D. 立氏立克次体   E. 五日热巴尔通体

8. 引起地方性斑疹伤寒的病原体是（   ）。

9. 引起流行性斑疹伤寒的病原体是（   ）。

10. 引起落基山斑疹伤寒的病原体是（   ）。

11. 引起恙虫病的病原体是（   ）。

A. 钩端螺旋体   B. 回归热螺旋体   C. 细螺旋体

D. 疏螺旋体   E. 苍白螺旋体

12. 钩端螺旋体病的病原体是（   ）。

13. 梅毒的病原体是（   ）。

14. 莱姆病的病原体是（   ）。

15. 回归热的病原体是（   ）。

六、问答题

1. 简述我国的三种主要的立克次体病原体的传播媒介及其所致疾病。

2. 衣原体所致疾病有哪些？

习题答案

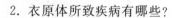

任务十五　细菌感染的检查方法与防治原则

一、名词解释

1. 革兰染色法　2. 生化反应　3. 血清学试验　4. 血清学诊断

二、填空题

1. 对伤口较深且污染严重者,预防破伤风时应注射＿＿＿＿＿＿作为紧急预防,注射前必须进行＿＿＿＿＿＿,过敏者可采用＿＿＿＿＿＿。

2. 最常见的结核病为＿＿＿＿＿＿,预防结核病可接种＿＿＿＿＿＿。

3. 革兰染色的临床意义有＿＿＿＿＿＿、＿＿＿＿＿＿和＿＿＿＿＿＿。

4. 最常用的细菌鉴别染色法是＿＿＿＿＿＿。

5. 采集细菌性痢疾患者的新鲜粪便标本,应采集＿＿＿＿＿＿部分,并＿＿＿＿＿＿送检。

6. 分离培养厌氧性细菌的必要条件是在＿＿＿＿＿＿环境。

7. 通过革兰染色,细菌可分为两大类:被染成蓝紫色者为＿＿＿＿＿＿菌,被染成红色者为＿＿＿＿＿＿菌。

8. 对脑膜炎奈瑟菌、淋病奈瑟菌的标本应注意＿＿＿＿＿＿并＿＿＿＿＿＿,条件允许时尽量床边接种。

9. 细菌感染的治疗主要采用＿＿＿＿＿＿。

10. 细菌感染的微生物学检查主要包括＿＿＿＿＿＿和＿＿＿＿＿＿。

三、单选题

1. 卡介苗的接种对象主要是(　　)。
A. 健康成人　　　　　　　　　　　　B. 结核病患者
C. 结核菌素试验阳性者　　　　　　　D. 新生儿及结核菌素试验阴性者
E. 结核菌素试验阴性的细胞免疫缺陷者

2. 压滴法和悬滴法主要用于观察(　　)。
A. 细菌的形态　　　　B. 细菌的动力　　　　C. 细菌的染色性
D. 细菌的大小　　　　E. 细菌的结构

3. 肠热症患者在病程第一周内进行微生物学检查应采集的标本是(　　)。
A. 血液　　B. 粪便　　C. 脑脊液　　D. 脓液　　E. 尿液

4. 采集尿液标本做细菌培养时,下列做法正确的是(　　)。
A. 外阴或尿道外勿冲洗消毒　　B. 采集中段尿　　　　C. 采集前段尿
D. 立即保温送检　　　　　　　E. 使用含有消毒剂的容器盛装

5. 对流行性脑脊髓膜炎(简称流脑)患者进行微生物学检查时,应采集的标本是(　　)。
A. 血液　　B. 脑脊液　　C. 尿液　　D. 痰液　　E. 脓液

6. 对病原菌的血清群(型)进行鉴定时,应选择(　　)。
A. 形态染色观察　　　　B. 分离培养　　　　C. 菌落观察
D. 药敏试验　　　　　　E. 血清学试验

7. 在采集和送检细菌学诊断的标本时，下列不正确的是（　　）。

A. 严格无菌操作，避免杂菌污染标本　　　　B. 标本采集后立即送检

C. 标本容器上贴好标签　　　　D. 尽可能采集病变明显处标本

E. 严格消毒后采集局部病变标本

8. 鼠疫耶尔森菌的传播媒介是（　　）。

A. 鼠蚤　　　　B. 鼠虱　　　　C. 蚊　　　　D. 蜱　　　　E. 人虱

9. 关于细菌感染的防治原则，下列错误的是（　　）。

A. 对局部皮肤化脓性感染应注意个人卫生

B. 预防流脑可给易感儿童接种流脑荚膜多糖疫苗

C. 预防消化道细菌感染应加强饮水、食品及粪便管理

D. 预防淋病和梅毒应杜绝不洁性行为

E. 治疗结核病可首选头孢菌素、青霉素或红霉素

10. 预防破伤风应使用（　　）。

A. 减毒活疫苗　　　　B. 抗毒素　　　　C. 外毒素

D. 百白破三联疫苗　　　　E. 抗菌药物

11. 可辅助诊断肠热症的试验是（　　）。

A. 肥达试验　　　　B. 抗链球菌溶血素O试验　　　　C. 外斐反应

D. 锡克试验　　　　E. 结核菌素试验

12. 不能用于测定病原菌对药物敏感性的试验方法是（　　）。

A. 液体稀释法　　　　B. E试验　　　　C. 琼脂稀释法

D. 电泳法　　　　E. 扩散法

13. 利用生化反应鉴定细菌的依据是（　　）。

A. 细菌合成代谢产物　　　　B. 细菌分解代谢产物　　　　C. 细菌毒素的活性

D. 细菌色素的产生　　　　E. 细菌的裂解产物

四、多选题

1. 细菌学诊断的方法包括（　　）。

A. 形态学检查法　　　　B. 分离培养　　　　C. 生化反应

D. 血清学试验　　　　E. 病原菌成分的检测

2. 在进行细菌学诊断的标本采集和送检过程中应遵循的原则是（　　）。

A. 严格无菌操作，避免杂菌污染标本　　　　B. 标本采集后立即送检

C. 如不能立即送检，所有标本可冷藏送检　　　　D. 尽可能采集病变明显处标本

E. 尽量在使用抗菌药物之前和疾病早期采集标本

3. 血清学诊断常用的方法是（　　）。

A. 凝集试验　　　　B. 中和试验　　　　C. ELISA

D. 淋巴细胞转化试验　　　　E. 补体结合试验

五、配伍题

A. 卡介苗　　　B. 类毒素　　　C. 抗毒素　　　D. 白蛋白　　　E. 以上都不是

1. 预防结核分枝杆菌感染常用（　　）。

2. 未受伤之前，预防破伤风用（　　）。

3. 受伤后，预防破伤风常用（　　）。

4. 预防金黄色葡萄球菌感染常用(   )。

六、问答题

简述在进行细菌学诊断的标本采集和送检过程中应遵循的原则。

习题答案

任务十六　真　　菌

一、名词解释

1. 真菌　2. 浅部真菌　3. 二相性真菌　4. 有隔菌丝

二、填空题

1. 抗真菌药物主要包括 _____、_____、_____、_____ 和

_____。

2. 皮肤癣菌分为_____、_____和_____三个属。

3. 人类肝癌的发病原因复杂，真菌中的_____毒素是重要致病因素之一。

4. 真菌按形态和结构分为_____和_____两类。

三、单选题

1. 真菌细胞壁特有的成分是(   )。

A. 糖苷类　　　　B. 糖蛋白　　　C. 胆固醇　　　D. 几丁质　　　E. 角质

2. 培养真菌的合适 pH 是(   )。

A. 2.0~4.0　　B. 3.0~5.0　　C. 4.0~6.0　　D. 5.0~7.0　　E. 6.0~8.0

3. 真菌的繁殖方式不包括(   )。

A. 出芽　　　　　B. 形成菌丝　　C. 复制　　　　D. 菌丝断裂　　E. 产生孢子

4. 真菌细胞不具有的结构或成分是(   )。

A. 细胞壁　　　　B. 细胞核　　　C. 线粒体　　　D. 内质网　　　E. 叶绿素

5. 真菌区别于细菌的本质特征是(   )。

A. 有包括核膜、核仁在内的高分化细胞核　　　B. 具有单细胞或多细胞等不同形态

C. 有多种繁殖方式　　　　　　　　　　　　　D. 对抗菌药物不敏感

E. 细胞壁中无肽聚糖

6. 多细胞真菌的菌落类型是(   )。

A. 酵母型　　　　B. 类酵母型　　C. 混合型　　　D. 类丝状型　　E. 丝状型

7. 真菌感染不用青霉素治疗的原因是(   )。

A. 真菌缺乏细胞壁　　　　　　　　　　　　　B. 真菌产耐青霉素酶

C. 长期使用青霉素产生耐药性　　　　　　　　D. 细胞壁缺乏肽聚糖

E. 亲和力低

8. 真菌孢子的主要作用是(   )。

A. 进行繁殖　　　　　　　B. 抵抗不良环境的影响　　　　C. 抗吞噬

D. 引起超敏反应　　　　　E. 引起炎症反应

9. 真菌引起的疾病，不包括(   )。

A. 手足癣　　　　　　　　B. 菌群失调症　　　　　　　　C. 脑膜炎

D. 肝癌　　　　　　　　　E. 脚气病

10. 鉴定真菌通常以下列何种培养基上形成的菌落形态为标准？（　　　）

　　A. 普通琼脂培养基　　　　　　B. 血琼脂培养基　　　　　　　C. 沙保弱培养基

　　D. 玉米粉培养基　　　　　　　E. 罗氏培养基

11. 实验室诊断皮肤癣菌感染时，常用于处理皮屑或病发的溶液是（　　　）。

　　A. 10% NaCl　　B. 70%乙醇　　C. 10% KOH　　D. 25% KOH　　E. 15% NaOH

12. 皮肤癣菌侵犯部位仅限于表皮、毛发和指甲，与其有关的特性是（　　　）。

　　A. 嗜油性　　　　　　　　　　B. 嗜角质蛋白　　　　　　　　C. 嗜干燥

　　D. 这些部位有受体　　　　　　E. 这些部位易接触传染

13. 人类最多见的真菌病是（　　　）。

　　A. 体癣　　　　　B. 甲癣　　　　C. 头癣　　　　D. 手足癣　　　　E. 花斑癣

14. 食用发霉甘蔗最可能导致（　　　）。

　　A. 真菌性中毒　　　　　　　　B. 真菌毒素致癌　　　　　　　C. 致病性真菌感染

　　D. 条件致病性真菌感染　　　　E. 真菌超敏反应性疾病

15. 类酵母型菌落与酵母型菌落的区别主要是前者（　　　）。

　　A. 生长较快　　　　　　　　　B. 由多细胞真菌形成　　　　　C. 菌落不光滑

　　D. 有假菌丝　　　　　　　　　E. 菌落有色素

16. 某原发性肝癌患者有经常食用霉变花生和霉变玉米史，下列哪种真菌可能诱发患者肝癌？（　　　）

　　A. 毛霉菌　　　　B. 曲霉菌　　　C. 皮肤癣菌　　D. 孢子丝菌　　E. 酵母菌

17. 某艾滋病患者突发咳嗽、低热，采集痰液标本吉姆萨染色后镜检发现有囊内小体，且囊内小体胞质呈淡蓝色，可初步诊断患者并发何种病原体感染？（　　　）

　　A. 卡氏肺孢子菌　　　　　　　B. 肺炎链球菌　　　　　　　　C. 曲霉菌

　　D. 白假丝酵母菌　　　　　　　E. 皮肤癣菌

18. 某脑膜炎患者疑为新生隐球菌感染，应取脑脊液离心后沉渣涂片进行下列何种染色镜检？（　　　）

　　A. 瑞氏染色　　　　　　　　　B. 革兰染色　　　　　　　　　C. 墨汁负染色

　　D. 吉姆萨染色　　　　　　　　E. 裴氏染色

19. 某女性阴道炎患者有长期使用激素类药物史，泌尿生殖道分泌物标本镜检可见有假菌丝的真菌。引起该阴道炎的病原体是（　　　）。

　　A. 衣原体　　　　　　　　　　B. 溶脲脲原体　　　　　　　　C. 梅毒螺旋体

　　D. 白假丝酵母菌　　　　　　　E. 淋病奈瑟菌

20. 下列最易侵犯脑组织的真菌是（　　　）。

　　A. 皮肤癣菌　　　　　　　　　B. 新生隐球菌　　　　　　　　C. 白假丝酵母菌

　　D. 曲霉菌　　　　　　　　　　E. 卡氏肺孢子菌

四、多选题

1. 目前真菌感染率上升的原因是（　　　）。

　　A. 真菌产生耐药性变异　　　　　　　　B. 抗菌药物的不正确使用

　　C. 激素和细胞毒性药物的使用　　　　　D. 医院内感染增多

　　E. 真菌的致病能力增强

2. 新型隐球菌的特征是（　　　）。

A. 有荚膜   B. 在鸽粪中存在

C. 在正常人的皮肤黏膜中存在   D. 可引起中枢神经系统感染

E. 形成假菌丝

3. 白假丝酵母菌的特征是（   ）。

A. 存在于正常人的皮肤和黏膜中

B. 在沙保弱培养基中培养形成类酵母型菌落

C. 在玉米粉培养基中培养形成厚膜孢子

D. 在机体免疫力低下时易引起感染

E. 培养的适宜温度是 25 ℃

五、配伍题

A. 病原性真菌感染   B. 条件致病性真菌感染

C. 真菌超敏反应性疾病   D. 真菌性中毒

E. 引起肿瘤

1. 黄曲霉毒素与哪项有关？（   ）

2. 念珠菌感染为（   ）。

3. 皮肤癣菌感染为（   ）。

A. 肿瘤   B. 中毒   C. 癣病

D. 肺部感染   E. 多种内脏及皮肤、黏膜感染

4. 新型隐球菌常引起（   ）。

5. 白假丝酵母菌常引起（   ）。

六、问答题

1. 真菌致病的主要方式有哪些？

2. 皮肤癣菌为何能引起皮肤癣？如何进行微生物学检查？

3. 简述白假丝酵母菌的主要生物学性状、致病性及微生物学检查要点。

4. 简述新型隐球菌的致病性及微生物学检查方法。

习题答案

任务十七 病毒概述

一、名词解释

1. 病毒 2. 病毒体 3. 缺陷病毒 4. 顿挫感染 5. 干扰现象 6. 隐性感染 7. 显性感染 8. 急性感染 9. 持续性感染 10. 干扰素

二、填空题

1. 病毒的增殖方式包括 _____ 、_____ 、_____ 、_____ 、_____ 及_____ 。

2. 病毒的测量单位是_____ 。

3. 根据病毒衣壳上壳粒的排列方式不同,病毒衣壳的三种对称型有 _____ 、_____ 和_____ 。

三、单选题

1. 保护病毒核酸的结构是（   ）。

A. 衣壳   B. 核酸   C. 包膜   D. 核衣壳   E. 壳粒

2. 病毒的感染性核酸是指( )。

A. 带有衣壳的核酸　　　　　　　　　　B. 脱去衣壳的核酸

C. 带有逆转录酶的核酸　　　　　　　　D. 进入细胞并能复制的核酸

E. 可直接作为 mRNA 的核酸

3. 病毒体的主要组成成分是( )。

A. 核酸　　　　B. 核衣壳　　　　C. 壳粒　　　　D. 衣壳　　　　E. 包膜

4. 病毒的基本结构包括( )。

A. 核酸、包膜　　　　　　B. 衣壳、包膜　　　　　　C. 核酸、包膜和刺突

D. 衣壳和核酸　　　　　　E. 核衣壳和包膜

5. 关于病毒体特性的叙述,下列错误的是( )。

A. 以复制方式繁殖　　　　　　　　　　B. 只含有一种核酸(DNA 或 RNA)

C. 测量单位是微米　　　　　　　　　　D. 是专性细胞内寄生物

E. 对现有的抗菌药物不敏感

6. 决定病毒具有感染性的是( )。

A. 核酸　　　　　　　　　　B. 衣壳　　　　　　　　　　C. 包膜

D. 神经氨酸酶　　　　　　　E. 以上都不是

7. 构成病毒核心的化学成分是( )。

A. 磷酸　　　　B. 蛋白质　　　　C. 类脂　　　　D. 核酸　　　　E. 以上都不是

8. 干扰素的化学本质是( )。

A. 糖蛋白　　　　B. RNA　　　　C. DNA　　　　D. 脂肪　　　　E. 以上都不是

9. 病毒衣壳不具有的作用是( )。

A. 保护核酸　　　　　　　　B. 吸附易感细胞　　　　　　C. 构成其特异性抗原

D. 本身具有传染性　　　　　E. 作为鉴别和分类的依据

10. 含有宿主细胞成分的是( )。

A. 衣壳　　　　B. 核酸　　　　C. 包膜　　　　D. 核衣壳　　　　E. 壳粒

11. 以下不是病毒感染基本条件的是( )。

A. 病毒的感染性　　　　　　B. 合适的感染途径　　　　　　C. 宿主的易感性

D. 病毒的核衣壳　　　　　　E. 动物免疫力

12. 与持续性感染发生无关的因素可能是( )。

A. 病毒抗原性弱,机体难以产生免疫反应

B. 机体免疫力低下,不能清除病毒

C. 病毒与宿主细胞基因整合,长期共存

D. 病毒存在受保护部位,逃避免疫作用

E. 受病毒感染的细胞形成包涵体

13. 关于病毒复制的叙述,下列错误的是( )。

A. 只能在活细胞内复制

B. 从宿主细胞获得能量

C. 复制过程中始终保持完整的结构和传染性

D. 早期病毒蛋白能抑制宿主细胞核酸与蛋白质的合成

E. 晚期蛋白是病毒的结构蛋白

14. 病毒的复制周期不包括(　　)。

A. 吸附、穿入　　B. 脱壳　　　　C. 生物合成　　D. 形成始体　　E. 组装与释放

15. 病毒的早期蛋白是指(　　)。

A. 衣壳蛋白　　　　　　　　　　　　B. 膜蛋白

C. RNA 多聚酶或 DNA 多聚酶　　　　D. 核蛋白

E. 以上都不是

16. 严格的活细胞内寄生的微生物是(　　)。

A. 支原体　　　B. 真菌　　　C. 病毒　　　D. 螺旋体　　　E. 细菌

17. 病毒的垂直感染是指通过下列哪种途径感染？(　　)

A. 皮肤黏膜　　　　　　　B. 呼吸道　　　　　　　C. 消化道

D. 接触　　　　　　　　　E. 经胎盘感染或分娩时经产道感染

18. 病毒抵抗力的特点是(　　)。

A. 耐冷又耐热　　　　　B. 不耐冷,不耐热　　　　C. 耐热不耐冷

D. 耐冷不耐热　　　　　E. 以上均不是

19. 病毒的增殖方式是(　　)。

A. 二分裂法　　B. 多分裂法　　C. 芽生　　　D. 复制　　　E. 以上均不是

20. 下列哪种疾病是由病毒引起的？(　　)

A. 蛔虫病　　　　　　　　B. 足癣　　　　　　　　C. 细菌性痢疾

D. 肺结核　　　　　　　　E. 艾滋病

21. 预防病毒感染最有效的方法是(　　)。

A. 使用抗毒素　　　　　B. 使用抗病毒化学治疗剂　　C. 使用中草药

D. 使用疫苗　　　　　　E. 使用抗菌药物

22. 病毒侵入血流可引起(　　)。

A. 菌血症　　B. 败血症　　C. 毒血症　　D. 病毒血症　　E. 脓毒血症

23. 病毒的灭活是指病毒在理化因素作用下失去(　　)。

A. 抗原性　　　　　　　　B. 传染性　　　　　　　C. 血凝特性

D. 诱生干扰素的能力　　　E. 细胞融合性

24. 干扰素抗病毒的机制是(　　)。

A. 阻止病毒进入易感细胞　　　　　　　B. 直接杀伤细胞内的病毒

C. 诱导细胞产生抗病毒蛋白,抑制病毒复制　　D. 杀伤细胞外病毒

E. 以上均不是

25. 病毒包涵体是(　　)。

A. 病毒在宿主细胞内增殖后形成的斑块

B. 位于细胞核或细胞质内,呈嗜酸性或嗜碱性

C. 用光学显微镜可以查见

D. 以上均是

E. 以上均不是

26. 病毒感染标本的采取与送检原则不包括(　　)。

A. 尽早采集　　　　　　　　　　　　B. 迅速送检

C. 根据不同病程送检不同标本　　　　D. 标本注意保温

E. 根据感染部位采取不同标本

27. 关于病毒核酸的描述,下列错误的是(   )。

A. 可控制病毒的遗传和变异　　　　　　　　B. 可决定病毒的感染性

C. RNA 可携带遗传信息　　　　　　　　　　D. 每个病毒只有一种类型核酸

E. 决定病毒包膜所有成分的形成

28. 人类传染病多由哪类生物引起?(   )

A. 细菌　　　　B. 病毒　　　　C. 螺旋体　　　　D. 支原体　　　　E. 真菌

29. 病毒的致病作用主要是(   )。

A. 病毒外毒素的致病作用　　　　　　　　　B. 病毒内毒素的致病作用

C. 病毒对宿主细胞的直接损伤　　　　　　　D. 病毒产生有毒性酶

E. 病毒能抗吞噬细胞的吞噬作用

30. 病毒水平感染的途径不包括(   )。

A. 经呼吸道感染　　　　　B. 经消化道感染　　　　　C. 经胎盘感染

D. 经媒介节肢动物叮咬感染　　　　E. 动物咬伤

31. 患者,女,31 岁,每次感冒时唇缘均出现一簇皮损,基底红,其上有群集性米粒大小水疱,有灼热感且疼痛,一周左右干燥结痂。最可能的诊断是(   )。

A. 单纯疱疹　　　B. 尖锐湿疣　　　C. 水痘　　　　D. 风疹　　　　E. 带状疱疹

32. 病毒感染的快速诊断试验方法不包括(   )。

A. 光学显微镜检查　　　　　B. 电子显微镜检查　　　　　C. 血清学检查

D. 革兰染色法　　　　　E. 病毒基因检查

33. 下列与病毒感染防治无关的是(   )。

A. 干扰素　　　　　　　B. 疫苗　　　　　　　C. 抗菌药物

D. 抗病毒血清　　　　　E. 中草药

34. 关于干扰素,下列正确的是(   )。

A. 对抗一种病毒活性　　　B. 抑制病毒吸附于易感细胞　　　C. 直接杀伤病毒

D. 作用具有特异性　　　E. 由宿主细胞产生

35. 病毒侵入细胞内,但不能大量增殖,不出现临床症状,此类感染称为(   )。

A. 亚急性感染　　　　　B. 慢性感染　　　　　C. 潜伏性感染

D. 慢发感染　　　　　E. 隐性感染

36. 某患者近来感觉乏力、胸闷、胸痛,询问病史得知 1 周前患过感冒。检查发现心动过速、心律失常。初步诊断为心肌炎。引起心肌炎最常见的病原体为(   )。

A. 腺病毒　　　　　　　B. 流感病毒　　　　　　　C. 柯萨奇病毒

D. EB 病毒　　　　　E. 巨细胞病毒

37. 患者,男,45 岁,3 天前腰部疼痛,局部出现皮疹,呈簇集状,基底红,其上有米粒大小水疱,疱疹沿神经分布,串联呈带状,迁延数周不愈。最可能的诊断是(   )。

A. 单纯疱疹　　　B. 麻疹　　　C. 带状疱疹　　　D. 水痘　　　　E. 风疹

38. 患儿,男,5 岁,近 2 日头痛,发热,体温为 38.5 ℃,继而周身出现皮疹,先是斑疹,随后变为丘疹、水疱疹,水疱为米粒大小,周围有红晕,数小时后水疱干缩结痂。最可能的诊断是(   )。

A. 带状疱疹　　　B. 水痘　　　C. 手足口病　　　D. 麻疹　　　　E. 单纯疱疹

四、配伍题

A. 衣壳　　　　B. 核酸　　　　C. 包膜　　　　D. 核衣壳　　　　E. 壳粒

1. 储存病毒遗传信息的是（　　）。

2. 保护病毒核酸的是（　　）。

3. 无包膜病毒的完整病毒体是（　　）。

4. 电镜下可见的病毒形态学单位是（　　）。

5. 含有宿主细胞成分的是（　　）。

A. 裸露二十面体立体对称型　　　　　　　　B. 裸露螺旋对称型

C. 有包膜二十面体立体对称型　　　　　　　D. 有包膜螺旋对称型

E. 复合对称型

6. 流感病毒是（　　）。

7. 肠道病毒是（　　）。

8. 噬菌体是（　　）。

9. 单纯疱疹病毒是（　　）。

五、问答题

1. 简述病毒的基本特点。

2. 简述病毒体的结构。

3. 按照病毒传播方式和感染部位可将病毒分为哪几类？各有何特征？

4. 如何采集、运送和保存病毒标本？有何注意事项？

习题答案

任务十八　呼吸道感染病毒

一、名词解释

1. Koplik 斑　2. SARS　3. 神经氨酸酶（NA）　4. 血凝素（HA）　5. 抗原转换

6. 抗原漂移

二、填空题

1. 流感病毒易发生变异，有两种变异形式，即_____和_____。

2. 引起人类流感大流行的流感病毒有_____、_____和_____。

3. 根据 HA 抗原性的差异，甲型流感病毒可分为_____至_____亚型。

4. SARS 病毒必须在_____生物安全实验室分离。

5. 目前感染人类的禽流感病毒主要有_____、_____、_____和_____。

6. 流感病毒分为_____、_____和_____三型，其中_____最易发生变异。

7. 经呼吸道感染的病毒有_____、_____、_____和腮腺炎病毒等。

三、单选题

1. 流感病毒最易发生变异的成分是（　　）。

A. 核蛋白　　　　　　　　　　　　　　　B. 包膜蛋白

C. 流感病毒的 HA 和 NA　　　　　　　　D. 核糖体蛋白

E. RNA 聚合酶

2. 流感病毒的核酸类型是(　　)。

A. 双链分节段的 RNA　　　　B. 单链分节段的 RNA　　　　C. 环状的双链 RNA

D. 双链分节段的 DNA　　　　E. 单链分节段的 DNA

3. 急性呼吸道感染的主要病原体是(　　)。

A. 细菌　　　　B. 真菌　　　　C. 病毒　　　　D. 螺旋体　　　　E. 衣原体

4. 流行性感冒的病原体是(　　)。

A. 流感嗜血杆菌　　　　　　　B. 流感病毒　　　　　　　C. 鼻病毒

D. 呼吸道合胞病毒　　　　　　E. 脑膜炎奈瑟菌

5. 呼吸道病毒是指(　　)。

A. 主要以呼吸道为侵入门户,进入血液引起全身症状的病毒

B. 引起呼吸道局部病变的病毒

C. 以呼吸道为传播途径的病毒

D. 主要以呼吸道为侵入门户,引起呼吸道局部病变而不引起全身症状的病毒

E. 主要以呼吸道为侵入门户,引起呼吸道局部病变或伴有全身症状的病毒

6. 对流感病毒的血凝素的描述,下列错误的是(　　)。

A. 三聚体糖蛋白　　　　　　　　　B. 是划分流感病毒亚型的依据之一

C. 具有抗原性,相应抗体可中和病毒　　　D. 其红细胞表面受体是神经节苷脂

E. 能使人红细胞发生凝集

7. 关于流感病毒的描述,下面哪一项是错误的?(　　)

A. 正黏病毒　　　　　　　B. 包膜上有神经氨酸酶　　　　C. 不易发生变异

D. 包膜上有血凝素　　　　E. RNA 分节段

8. 禽流感病毒属于(　　)。

A. 甲型流感病毒　　　　　　B. 乙型流感病毒　　　　　　C. 丙型流感病毒

D. 副流感病毒　　　　　　　E. 鼻病毒

9. 流感病毒容易引起世界大流行的原因是(　　)。

A. 型别多　　　　　　　B. 病毒发生抗原转换　　　　C. 病毒发生抗原漂移

D. 病毒抗原性弱　　　　E. 多个亚型同时流行

10. 关于麻疹病毒致病特点的描述,下列错误的是(　　)。

A. 大多数为隐性感染　　　　B. 出现二次病毒血症　　　　C. 可侵犯中枢神经

D. 经飞沫或接触传播　　　　E. Koplik 斑有早期诊断意义

11. 可通过胎盘传给胎儿的病毒是(　　)。

A. 流感病毒　　B. 麻疹病毒　　C. 腺病毒　　D. 风疹病毒　　E. 呼吸道合胞病毒

12. 可致男性不育的病毒是(　　)。

A. 流感病毒　　　　　　　B. 麻疹病毒　　　　　　　C. 腮腺炎病毒

D. 风疹病毒　　　　　　　E. 鼻病毒

13. 可引起亚急性硬化性全脑炎的病毒是(　　)。

A. 腮腺炎病毒　　　　　　B. 脊髓灰质炎病毒　　　　C. 麻疹病毒

D. 疱疹病毒　　　　　　　E. 狂犬病病毒

14. 引起普通感冒的最主要病原体是(　　)。

A. 流感病毒　　　　　　　　B. 副流感病毒　　　　　　　　C. 腺病毒

D. 鼻病毒　　　　　　　　　E. 呼吸道合胞病毒

15. 孕妇在感染风疹病毒引起胎儿患先天性风疹综合征概率最高的时期是(　　)。

A. 怀孕前 3 个月　　　　　　B. 孕期最初 3 个月　　　　　C. 孕期最后 3 个月

D. 孕期最后 1 个月　　　　　E. 分娩前后

16. 目前我国麻疹疫苗初次免疫的年龄是(　　)。

A. 新生儿　　　　B. 6 个月　　　C. 8 个月　　　D. 1 岁　　　E. 6 岁

四、多选题

1. 为预防风疹和先天性风疹综合征,需要接种风疹减毒活疫苗的人群是(　　)。

A. 育龄期女青年　　　　　　　　　　　B. 婚前女青年(结婚登记时)

C. 注射过抗风疹血清免疫球蛋白的非孕妇　　　D. 妊娠期妇女

E. 1 岁以上的儿童

2. 麻疹病毒的特点是(　　)。

A. 有血凝素,能凝集红细胞　　　B. 感染率高,但发病率低　　　C. 能形成迟发感染

D. 能形成病毒血症　　　　　　　E. 病愈后机体免疫力牢固

3. 只有一个血清型的病毒包括(　　)。

A. 流感病毒　　　　　　　　B. 腮腺炎病毒　　　　　　　C. 麻疹病毒

D. 风疹病毒　　　　　　　　E. 冠状病毒

4. 流感病毒包括(　　)。

A. 甲型流感病毒　　　　　　B. 乙型流感病毒　　　　　　C. 丙型流感病毒

D. 丁型流感病毒　　　　　　E. 戊型流感病毒

5. 多数呼吸道病毒具有的特点是(　　)。

A. 传播快　　　　　　　　　B. 发病急　　　　　　　　　C. 易继发细菌感染

D. 传染性强　　　　　　　　E. 潜伏期短

6. 以下属于呼吸道病毒的有(　　)。

A. 流感病毒　　　B. 冠状病毒　　　C. 风疹病毒　　　D. 麻疹病毒　　　E. 脊髓灰质炎病毒

五、配伍题

A. 流感病毒　　　　　　　　B. 麻疹病毒　　　　　　　　C. 腮腺炎病毒

D. 风疹病毒　　　　　　　　E. SARS 病毒

1. 最容易发生抗原变异的病毒是(　　)。

2. 感染可引起不孕不育的病毒是(　　)。

3. 感染可以导致胎儿畸形的病毒是(　　)。

4. 能引起急性感染和迟发并发症的病毒是(　　)。

5. 可引起严重急性呼吸综合征的病毒是(　　)。

A. 感染后能引起睾丸炎　　　　　　　B. 容易发生垂直感染

C. 抗原性不稳定,容易发生变异　　　　D. 病毒有包膜,其表面有突起如日冕

E. 可经眼结膜传播

6. 风疹病毒(　　)。

7. 腺病毒(　　)。

8. 腮腺炎病毒(   )。

9. 流感病毒(   )。

10. 冠状病毒(   )。

六、问答题

1. 简述 SARS 病毒的致病特点及防治原则。

2. 试述目前对流感和人禽流感的主要防治措施。

3. 试述流感病毒的变异与流行的关系。

习题答案

任务十九　肠道感染病毒

一、名词解释

1. 肠道感染病毒　2. 脊髓灰质炎病毒　3. 手足口病　4. 红眼病

二、填空题

1. 目前发现的可感染人体的新型肠道病毒包括 ＿＿＿＿＿＿＿＿、＿＿＿＿＿＿＿＿ 和
＿＿＿＿＿＿＿＿三类。

2. ＿＿＿＿＿＿＿＿是预防脊髓灰质炎病毒感染最有效的方法。

3. 肠道感染病毒的传播途径主要是＿＿＿＿＿＿＿＿途径。

4. 轮状病毒感染常见的症状是＿＿＿＿＿＿＿＿。

5. 疱疹性咽峡炎主要是由 ＿＿＿＿＿＿＿＿引起的。

6. 手足口病的病原体是＿＿＿＿＿＿＿＿。

7. 小儿麻痹症的病原体是＿＿＿＿＿＿＿＿。

8. 急性出血性结膜炎的病原体是＿＿＿＿＿＿＿＿。

9. 对于急性出血性结膜炎最有效的消毒方法是＿＿＿＿＿＿＿＿。

三、单选题

1. 急性出血性结膜炎的病原体是(   )。

A. 肠道病毒 70 型　　　　　　B. 肠道病毒 69 型　　　　　　C. 埃可病毒

D. 柯萨奇病毒　　　　　　　　E. 腺病毒

2. 能耐受脂溶剂的病毒是(   )。

A. 流感、副流感病毒　　　　　B. 风疹病毒　　　　　　　　C. 脊髓灰质炎病毒

D. 呼吸道合胞病毒　　　　　　E. 麻疹病毒

3. 脊髓灰质炎患者的传染性排泄物主要是(   )。

A. 鼻咽分泌物　　　　　　　　B. 血液　　　　　　　　　　C. 粪便

D. 尿液　　　　　　　　　　　E. 唾液

4. 脊髓灰质炎病毒的感染方式是(   )。

A. 经媒介昆虫叮咬　　　　　　B. 经口食入　　　　　　　　C. 经呼吸道吸入

D. 经血液输入　　　　　　　　E. 经皮肤接触

5. 脊髓灰质炎病毒多引起(   )。

A. 隐性或轻症感染　　　　　　B. 瘫痪型感染　　　　　　　C. 延髓麻痹型感染

D. 慢性感染　　　　　　　　　E. 迁延性感染

6. 最常引起儿童疱疹性咽炎的是(   )。

A. 新型肠道病毒   B. 埃可病毒   C. 柯萨奇病毒 A 组

D. 单纯疱疹病毒   E. 柯萨奇病毒 B 组

7. 不属于脊髓灰质炎病毒免疫特点的是(   )。

A. 抗原性稳定,感染后机体免疫力牢固

B. 肠道局部 sIgA 可阻止野毒株的入侵

C. 血清 IgG 可阻止病毒入侵中枢神经系统

D. 只有显性感染才能获得免疫力

E. sIgA 可通过初乳传递给新生儿

8. 最常引起病毒性心肌炎的是(   )。

A. 脊髓灰质炎病毒   B. 柯萨奇病毒   C. 轮状病毒

D. 埃可病毒   E. 肠道病毒 70 型

9. 核酸类型为双股 RNA 的病毒是(   )。

A. 轮状病毒   B. 脊髓灰质炎病毒   C. 腺病毒

D. 埃可病毒   E. 柯萨奇病毒

10. 婴幼儿腹泻最常见的病原体是(   )。

A. 柯萨奇病毒   B. 埃可病毒   C. 轮状病毒   D. 腺病毒   E. 流感病毒

四、多选题

1. 与口服脊髓灰质炎减毒活疫苗注意事项相符的是(   )。

A. 注意疫苗是否失效

B. 勿用热开水和母乳送服

C. 疫苗在运输途中要注意冷藏

D. 为避免其他肠道病毒干扰,宜在冬季服用

E. 需连续服三次,每次间隔 1 年

2. 脊髓灰质炎病毒的致病特点包括(   )。

A. 传播方式主要是粪—口途径   B. 可形成两次病毒血症

C. 多表现为隐性感染   D. 易感者多为 5 岁以下幼儿

E. 易侵入中枢神经系统造成肢体痉挛性瘫痪

3. 肠道病毒对下列哪些物质敏感?(   )

A. 胃酸   B. 75% 乙醇   C. 紫外线   D. 去污剂   E. 湿热

4. 下列属于肠道病毒共同特点的是(   )。

A. 为裸露的小核糖核酸病毒   B. 核酸有感染性

C. 可侵犯神经系统及其他组织   D. 只在肠道增殖并引起腹泻

E. 耐酸,耐乙醚

5. 关于脊髓灰质炎减毒活疫苗的描述,下列正确的是(   )。

A. 疫苗株不耐热,储存和运输中必须冷藏,口服接种应以凉开水送服

B. 脊髓灰质炎病毒分 3 个血清型,接种 1 型疫苗可预防所有血清型脊髓灰质炎

C. 冬季肠道疾病较少,对疫苗的干扰作用小,故适于在冬季接种

D. 接种疫苗后,通过自然途径感染机体,可产生局部分泌型 IgA(sIgA)和血清 IgG 抗体

E. 疫苗株有回复突变为野毒株的可能

五、配伍题

A. 甲肝病毒   B. 轮状病毒   C. 柯萨奇病毒

D. 脊髓灰质炎病毒 E. 埃可病毒

1. 引起小儿"秋季腹泻"最常见的病毒是( )。

2. 对乳鼠有致病性的病毒是( )。

3. 引起小儿麻痹症最常见的病毒是( )。

六、问答题

1. 肠道感染病毒有哪些共同特征?

2. 简述脊髓灰质炎病毒的致病机制。

习题答案

任务二十　肝炎病毒

一、名词解释

1. HBsAg 2. HBcAg 3. HBeAg

二、填空题

1. 肝炎病毒有 _____ 、_____ 、_____ 、_____ 和 _____ 五种类型。

2. 肝炎病毒中,由粪—口途径传播的有 _____ 、_____ ;由血液和垂直途径传播的有 _____ 、_____ 、_____ ;属于 DNA 病毒的有 _____ ;属于缺损病毒的是 _____ ;已有疫苗可主动免疫的是 _____ 、_____ 、_____ 。

3. 乙型肝炎病毒的外衣壳由 _____ 、_____ 和 _____ 蛋白组成;内衣壳由 _____ 组成;核心由 _____ 和 _____ 组成。

4. 甲型肝炎的传染源主要为 _____ 和 _____ 。

5. 甲型肝炎的血清抗体中,表示现症感染的抗体是 _____ ,而表示既往感染的抗体是 _____ 。

6. 乙型肝炎病毒表面抗原(HBsAg)阳性者血清样本,在电子显微镜下可观察到 3 种不同形态结构的颗粒,其传染性也不同,即小球形颗粒和 _____ 以及 _____ 。

7. 乙型肝炎病毒基因组为双股环状 DNA,内含 4 个开放性阅读框(ORF),分别称为 S 区、C 区、_____ 和 _____ 。

8. 乙型肝炎病毒感染主要经 4 种途径传播,即血液传播、日常生活密切接触传播、_____ 和 _____ 。

三、单选题

1. 乙型肝炎病毒的核酸类型是( )。

A. 单股 DNA   B. 双股 DNA   C. 双股线状 DNA

D. 双股环状 DNA E. 单股 DNA

2. 可致慢性肝炎或肝硬化的病毒为( )。

A. HAV、HBV、HCV B. HBV、HCV、HDV C. HCV、HDV、HEV

D. HDV、HEV、HAV E. HEV、HCV、HBV

3. 可传播乙型肝炎病毒（HBV）的途径有（　　　）。

A. 分娩和哺乳　　　　　　　　　　　　　B. 共用牙刷、剃须刀等

C. 输血、血浆及血液制品　　　　　　　　D. 性接触

E. 以上均可

4. 不符合血清 HBsAg（＋）、HBeAg（＋）和 HBcAg（＋）的解释是（　　　）。

A. 急性乙型肝炎　　　　　　B. 慢性乙型肝炎　　　　　　　C. 乙型肝炎恢复期

D. 无症状乙型肝炎病毒携带者　E. 血清有强传染性

5. 关于 HAV 的描述，下列错误的是（　　　）。

A. 是单股正链 RNA 病毒　　　　　　　　B. 能在体外细胞中培养

C. 为特异性预防，可接种疫苗　　　　　　D. 抵抗力弱，对脂溶剂敏感

E. 隐性感染多见

6. 目前最常引起输血后肝炎的是（　　　）。

A. HAV　　　B. HBV　　　C. HCV　　　D. HDV　　　E. HEV

7. 关于 HBcAg 的叙述，下列错误的是（　　　）。

A. 存在于 Dane 颗粒的内部　　　　　　　B. 具有较强抗原性

C. 不易在血液循环中检出　　　　　　　　D. 相应抗体具有保护作用

E. 可在感染肝细胞膜上表达

8. 可抵抗 HBV 感染的抗体主要是（　　　）。

A. 抗-HBS IgA　　　　　　　B. 抗-HBS IgG　　　　　　　C. 抗-HBe IgA

D. 抗-HBc IgM　　　　　　　E. 抗-HBc IgG

9. 属于缺陷病毒的是（　　　）。

A. HAV　　　B. HBV　　　C. HCV　　　D. HDV　　　E. HEV

10. 血液中不容易查到的 HBV 抗原是（　　　）。

A. HBsAg　　　B. HBcAg　　　C. HBeAg　　　D. pre-S_1　　　E. pre-S_2

11. 可高度传染乙型肝炎的血液中含有（　　　）。

A. HBsAg、HBcAg、HBeAg　　　　　　B. HBsAg、抗-HBc、抗-HBe

C. HBsAg、抗-HBS、HBeAg　　　　　　D. 抗-HBS、抗-HBc、抗-HBe

E. HBsAg、抗-HBc、HBeAg

12. 关于抗-HBc IgM 的描述，下列正确的是（　　　）。

A. 由 HBsAg 刺激产生　　　　　　　　　B. 阳性具有早期诊断价值

C. 有抗 HBV 感染的作用　　　　　　　　D. 在血清中可长期存在

E. 阳性表示疾病开始恢复

13. 不必接受 HBc Ig 被动免疫的人是（　　　）。

A. 母亲为 HBsAg 阳性的新生儿　　　　　B. 输入 HBsAg 阳性血液者

C. 体表破损处沾染了 HBeAg 阳性血清者　D. 无症状的 HBsAg 携带者

E. 接受 HBsAg 阳性器官移植者

14. 孕妇感染后病死率高的病毒是（　　　）。

A. HAV　　　B. HBV　　　C. HCV　　　D. HDV　　　E. HEV

15. 甲型肝炎病毒（HAV）属于（　　　）。

A. 嗜肝 DNA 病毒　　　　　　B. 嗜肝 RNA 病毒　　　　　　C. 肠道病毒 72 型

D. 嵌杯病毒科　　　　　　　　E. 黄病毒科

16. 不是甲型肝炎病毒（HAV）生物学性状的是（　　）。

A. 病毒的核酸为单股正链 RNA，约含 7.4×10^3 个核苷酸碱基

B. 基因组编码病毒衣壳蛋白，含 VP1、VP2、VP3，无或可能存在相对分子质量较小的 VP4 多肽

C. HAV 可在原代肝细胞内增殖培养，并引起细胞病变效应

D. HAV 在组织细胞中培养时增殖一代需 3 周以上，且很少释放到细胞外

E. HAV 比肠道病毒更耐热，60 ℃ 1 h 不被灭活

17. 下列不是甲型肝炎特征的是（　　）。

A. HAV 随患者粪便排出体外，可污染水源、食品、食具等而引起甲型肝炎的暴发、流行

B. HAV 主要经粪—口途径传播，亦可通过输血传播

C. 甲型肝炎的潜伏期为 15～50 天，在患者血清 ALT 升高后 5～6 天患者粪便中开始排出病毒

D. HAV 在患者肝组织中处于复制高峰期时，肝脏病变并不是最严重的；或者说患者黄疸最严重时，不是 HAV 复制的高峰

E. 甲型肝炎患者发病 2 周后，其血清抗-HAV IgG 转阳，此时患者基本停止从粪便中排出病毒

18. HBV 基因组含有 S、C、P 和 X 区 4 个开放性阅读框，其中最易发生变异的是（　　）。

A. X 区　　　　　　　　B. P 区　　　　　　　　C. S 区的 PreS 基因

D. C 区的 C 基因　　　　　　E. C 区的 PreC 基因

19. 人体感染 HBV 后，很难在其血清中查出的抗原是（　　）。

A. HBsAg　　　B. HBcAg　　　C. HBeAg　　　D. pre-S_1　　　E. pre-S_2

20. 关于 HCV 的致病性与免疫性的描述，下列错误的是（　　）。

A. 大多数 HCV 感染者呈隐性感染，一旦发病则已是慢性肝炎

B. 肝组织内因长期存在 HCV 而导致淋巴细胞浸润及肝细胞坏死

C. HCV 的抗原可形成免疫复合物，沉积于肾小球基底膜，引起肾小球肾炎

D. HCV 感染可导致肝细胞癌

E. 感染 HCV 后，机体可依次出现血清抗-HCV IgM 和抗-HCV IgG 等中和抗体，病后可获得牢固免疫力，可预防再次感染 HCV

四、配伍题

A. HBsAg　　　B. HBeAg　　　C. HBcAg　　　D. 抗-HBs　　　E. 抗-HBe

1. 血清中不易检测出的是（　　）。

2. 对机体具有较强保护作用的是（　　）。

3. 乙型肝炎疫苗的主要成分是（　　）。

4. 提示病毒正在复制的是（　　）。

A. 仅 HBsAg（+）

B. HBsAg（+）、HBeAg（+）、抗-HBc IgM（+）

C. 抗-HBs（+）

D. 抗-HBc IgG（+）、抗-HBe（+）、HBsAg（+）

E. HBIg

5. 处于急性感染期、血液传染性最强的是( )。

6. 可能是病毒携带者的是( )。

7. 已获得免疫力的是( )。

8. 可用于紧急预防的是( )。

9. 可能是慢性感染者但血液仍有传染性的是( )。

A. HAV   B. HBV   C. HCV   D. HDV   E. HEV

10. 属于缺陷病毒的是( )。

11. 属于 DNA 病毒且具有三种不同形态的是( )。

12. 最常引起输血后肝炎的是( )。

13. 能用基因工程疫苗预防的是( )。

14. 能用减毒活疫苗预防的是( )。

五、问答题

1. 简述乙型肝炎病毒(HBV)的血清学主要抗原、抗体标志物,并说明其在疾病诊断中的意义。

2. 简述甲型肝炎的传染源及传播途径。

3. 简述乙型肝炎病毒(HBV)的形态、结构及基因组的组成。

4. 简述乙型肝炎病毒的致病性及免疫性。

5. 简要说明乙型肝炎、丁型肝炎与丙型肝炎的预防策略和措施。

习题答案

任务二十一　其他病毒及朊粒

一、名词解释

1. 流行性乙型脑炎病毒　2. EB 病毒　3. 水痘　4. 带状疱疹　5. 野毒株　6. 固定毒株　7. 内基小体

二、填空题

1. 狂犬病病毒主要通过_____而感染人体。

2. 人乳头瘤病毒(HPV)具有宿主和组织特异性,其只能感染人的_____和_____上皮细胞。_____是 HPV 的唯一自然宿主,可通过_____和_____等方式传播。

3. 水痘-带状疱疹病毒(VZV)在儿童初次感染时引起_____,潜伏多年后可引起_____,其唯一自然宿主是_____。

4. 单纯疱疹病毒 1 型(HSV-1)主要潜伏于_____,易引起_____原发感染;单纯疱疹病毒 2 型(HSV-2)主要通过_____传播引起_____。

5. 森林脑炎病毒的传播媒介是_____。

6. 流行性乙型脑炎(简称乙脑)病毒主要通过_____传播,_____是重要的传播宿主。

三、单选题

1. 尖锐湿疣可由下列哪种病毒感染引起?( )

A. 水痘-带状疱疹病毒　　　　B. 人乳头瘤病毒　　　　C. 单纯疱疹病毒

D. 麻疹病毒　　　　　　　　　　E. 巨细胞病毒

2. 预防乙脑的关键是（　　　）。

A. 防蚊灭蚊　　　　　　　　B. 易感人群普遍接种疫苗　　C. 幼猪接种疫苗

D. 隔离患者　　　　　　　　E. 注射免疫球蛋白

3. 乙脑的流行环节中蚊子是（　　　）。

A. 传染源　　　　　　　　　B. 中间宿主　　　　　　　　C. 储存宿主

D. 传播媒介和储存宿主　　　E. 终宿主

4. 乙脑的病原体是（　　　）。

A. 森林脑炎病毒　　　　　　　　　　　　B. 脑膜炎奈瑟菌

C. 流行性乙型脑炎病毒　　　　　　　　　D. 新型隐球菌

E. 出血热病毒

5. 流行性乙型脑炎病毒的主要传播媒介是（　　　）。

A. 蚊　　　　　B. 鼠　　　　　C. 蝇　　　　　D. 人蚤　　　　　E. 蜱

6. 目前认为与鼻咽癌发病有关的病毒是（　　　）。

A. 鼻病毒　　　　　　　　　B. EB 病毒　　　　　　　　C. 单纯疱疹病毒

D. 麻疹病毒　　　　　　　　E. 巨细胞病毒

7. HSV-1 常潜伏的部位是（　　　）。

A. 三叉神经节　　　　　　　B. 脊髓后根神经节　　　　　C. 骶神经节

D. 肋间神经节　　　　　　　E. 脑感染神经节

8. 生殖器疱疹是由下列哪种病毒引起的？（　　　）

A. 单纯疱疹病毒 1 型　　　　B. 单纯疱疹病毒 2 型　　　　C. 巨细胞病毒

D. 水痘-带状疱疹病毒　　　　E. EB 病毒

9. 登革病毒的传播媒介是（　　　）。

A. 鼠　　　　　B. 按蚊　　　　　C. 库蚊　　　　　D. 伊蚊　　　　　E. 蜱

10. 肾综合征出血热的病原体是（　　　）。

A. 登革病毒　　　　　　　　B. 汉坦病毒　　　　　　　　C. 新疆出血热病毒

D. 埃博拉病毒　　　　　　　E. 森林脑炎病毒

11. 带状疱疹的病原体是（　　　）。

A. HSV-2　　　B. HSV-1　　　C. VZV　　　D. HPV　　　E. EB 病毒

12. 狂犬病典型的症状是（　　　）。

A. 恐水　　　　B. 昏迷　　　　C. 腹泻　　　　D. 咳嗽　　　　E. 发热

13. 能垂直传播的病毒不包括（　　　）。

A. HBV　　　B. CMV　　　C. HIV　　　D. HAV　　　E. EB 病毒

14. EB 病毒主要侵犯的细胞是（　　　）。

A. CD4$^+$T 细胞　　　　　　B. B 细胞　　　　　　　　　C. T 细胞

D. 单核细胞　　　　　　　　E. 巨噬细胞

四、配伍题

A. HIV　　　　B. HTLV　　　C. HSV-1　　　D. HPV　　　E. EBV

1. 引起人类 T 细胞白血病的病原体是（　　　）。

2. 与宫颈癌的发生关系密切的是（　　　）。

3. 引起艾滋病的病原体是(　　)。

4. 与鼻咽癌的发生有关的是(　　)。

5. 可引起角膜结膜炎的病原体是(　　)。

A. 蜱　　　　　　　　　　　　B. 螨　　　　　　　　　　　C. 虱

D. 三带喙库蚊　　　　　　　　E. 伊蚊

6. 流行性乙型脑炎病毒的主要传播媒介是(　　)。

7. 登革病毒的传播媒介是(　　)。

8. 汉坦病毒的传播媒介是(　　)。

9. 新疆出血热病毒的传播媒介是(　　)。

五、问答题

1. 简述单纯疱疹病毒所致疾病。

2. 简述 CMV、VZV 和 EBV 所致疾病和潜伏部位。

习题答案

免疫学习题指导

任务一 免 疫 系 统

一、名词解释

1. 免疫系统　2. 免疫细胞　3. 淋巴细胞归巢　4. 淋巴细胞再循环　5. 淋巴细胞转化试验　6. E 玫瑰花环试验　7. 干扰素　8. 肿瘤坏死因子　9. 集落刺激因子　10. 白细胞介素　11. 抗原提呈细胞（APC）

二、填空题

1. 免疫系统由_____、_____和_____组成。

2. 中枢免疫器官包括_____和_____。外周免疫器官包括_____、_____和_____。

3. 免疫细胞主要包括_____、_____、_____、_____、_____。

4. T 细胞发育成熟的场所是_____，B 细胞发育成熟的场所是_____。

5. 骨髓中的造血干细胞可分化为_____和_____。

6. 脾脏具有_____、_____、_____和合成免疫效应物质的作用。

7. 淋巴结是_____细胞和_____细胞_____和_____的重要场所。

8. 自然杀伤细胞来源于_____。

三、单选题

1. T 细胞主要位于淋巴结的（　　　）。

A. 皮质浅区　　B. 皮质深区　　C. 髓索　　　　D. 髓窦　　　　E. 淋巴小结

2. 属于黏膜相关淋巴组织的是（　　　）。

A. 淋巴结　　　B. 扁桃体　　　C. 胸腺　　　　D. 脾脏　　　　E. 骨髓

3. T 细胞识别抗原的受体是（　　　）。

A. CDR　　　　B. BCR　　　　C. TCR　　　　D. ILR　　　　E. Fc 受体（FCR）

4. 能表达 CD3 分子的细胞是（　　　）。

A. B 细胞　　　　　　　B. T 细胞　　　　　　　C. NK 细胞

D. 单核-巨噬细胞　　　　E. 中性粒细胞

5. 将 TCR 识别抗原的信号转导到细胞质内的分子是（　　）。

A. CD2 　　　　 B. CD3 　　　　 C. CD4 　　　　 D. CD8 　　　　 E. CD79

6. B 细胞识别抗原的受体是（　　）。

A. CDR 　　　　 B. mIg 　　　　 C. TCR 　　　　 D. ILR 　　　　 E. FCR

7. 下列表面标志为 CD3$^+$CD4$^+$CD8$^-$ 的细胞是（　　）。

A. CTL 和 Th 细胞 　　　　 B. Th1 细胞和 Th2 细胞 　　　　 C. Th 细胞和 B 细胞

D. CTL 和 B 细胞 　　　　 E. NK 细胞和 Th 细胞

8. 细胞间相互作用受 MHC-Ⅰ类分子限制的是（　　）。

A. APC 与 Th 细胞 　　　　 B. NK 细胞与靶细胞 　　　　 C. 巨噬细胞与靶细胞

D. CTL 与靶细胞 　　　　 E. Th 细胞与 B 细胞

9. 下列哪种细胞不参与体液免疫应答？（　　）

A. 巨噬细胞 　　　　 B. 树突状细胞 　　　　 C. CTL

D. B 细胞 　　　　 E. Th 细胞

10. 下列能特异性杀伤靶细胞的细胞是（　　）。

A. 巨噬细胞 　　　　 B. NK 细胞 　　　　 C. CTL

D. 中性粒细胞 　　　　 E. Th 细胞

11. 能介导特异性细胞免疫的细胞都具有（　　）。

A. FCR 　　　　 B. CD2 　　　　 C. CD3 　　　　 D. 补体受体 　　　　 E. 抗原受体

12. 既有吞噬杀菌作用，又具有抗原加工提呈作用的细胞是（　　）。

A. 中性粒细胞 　　　　 B. 巨噬细胞 　　　　 C. 树突状细胞

D. B 细胞 　　　　 E. T 细胞

13. 下列不属于专职 APC 的是（　　）。

A. 单核-巨噬细胞 　　　　 B. B 细胞 　　　　 C. 树突状细胞

D. T 细胞 　　　　 E. 以上都是

14. 在 T 细胞的表面膜分子中，T 细胞活化的协同信号分子是（　　）。

A. TCR 　　　　 B. CD4 　　　　 C. CD8 　　　　 D. CD28 　　　　 E. CD2

15. 能传递 B 细胞抗原识别信号的分子是（　　）。

A. CD3 　　　　 B. MHC-Ⅰ类分子 　　　　 C. Igα1、Igβ

D. MHC-Ⅱ类分子 　　　　 E. mIg

16. B 细胞能特异性识别抗原，是因其表面具有（　　）。

A. CD3 　　　　 B. mIg 　　　　 C. B7（CD80/CD86）

D. CD8 　　　　 E. MHC-Ⅱ类分子

17. 下列哪项不是成熟 B 细胞具有的表面标志？（　　）

A. IgG Fc 受体 　　　　 B. 丝裂原受体 　　　　 C. CD5

D. mIg 　　　　 E. MHC-Ⅰ类分子

18. 单核-巨噬细胞表面缺乏的表面标志是（　　）。

A. IgG Fc 受体 　　　　 B. MHC-Ⅰ类分子 　　　　 C. MHC-Ⅱ类分子

D. 特异性抗原识别受体 　　　　 E. 补体受体

19. B 细胞的主要生物学作用不包括（　　）。

A. 分化为浆细胞,产生抗体 　　　　 B. 提呈抗原 　　　　 C. 参与免疫调节

D. 直接杀死靶细胞　　　　　　　　E. 参与体液免疫

20. 具有细胞毒性作用的细胞是（　　　）。

A. B 细胞和 NK 细胞　　　　　　　　　B. CTL 和 B 细胞

C. 肥大细胞和 NK 细胞　　　　　　　　D. NK 细胞和 CTL

E. Th 细胞和 NK 细胞

21. 关于 NK 细胞的功能的描述,下列哪项是错误的?（　　　）

A. 非特异性杀伤某些病毒感染的自身细胞

B. 非特异性杀伤肿瘤细胞

C. 通过 ADCC 作用杀伤肿瘤细胞和病毒感染的自身细胞

D. 可直接吞噬杀伤胞外菌

E. 通过分泌细胞因子,调节免疫作用

22. 人体内抗原提呈功能最强的细胞是（　　　）。

A. 巨噬细胞　　　　　　　　B. B 细胞　　　　　　　　C. 树突状细胞

D. T 细胞　　　　　　　　　E. 血管内皮细胞

23. 下列关于免疫细胞和膜分子的组合中错误的是（　　　）。

A. 辅助性 T 细胞 CD4 抗原阳性　　　　B. 单核-巨噬细胞 MHC-Ⅱ类抗原阳性

C. NK 细胞 CD4 抗原阳性　　　　　　　D. 人红细胞 MHC-Ⅰ类抗原阳性

E. 细胞毒性 T 细胞 CD8 抗原阳性

24. IFN-γ 主要由下列哪种细胞产生?（　　　）

A. 红细胞　　　　　　　　　B. 巨噬细胞　　　　　　　C. NK 细胞

D. 成纤维细胞　　　　　　　E. B 细胞

25. 治疗红细胞减少症可用（　　　）。

A. IFN　　　　　　B. TNF　　　　　C. EPO　　　　D. GM-CSF　　　E. G-CSF

四、多选题

1. 通常所说的 APC 主要指（　　　）。

A. 上皮细胞　　　　　　　　B. T 细胞　　　　　　　　C. 单核-巨噬细胞

D. 树突状细胞　　　　　　　E. B 细胞

2. NK 细胞主要杀伤下列哪些细胞?（　　　）

A. B 细胞　　　　　　　　　B. T 细胞　　　　　　　　C. 肿瘤细胞

D. 病毒感染细胞　　　　　　E. 免疫细胞

五、配伍题

A. 骨髓　　　　　　　　　　B. 胸腺　　　　　　　　　C. 外周免疫器官

D. 脾脏　　　　　　　　　　E. 黏膜相关淋巴组织

1. T 细胞分化、发育、成熟的场所是（　　　）。

2. 免疫应答发生的主要场所是（　　　）。

3. B 细胞分化、成熟的场所是（　　　）。

4. sIgA 主要来自（　　　）。

六、问答题

1. 简述免疫系统的组成。

2. 简述单核-巨噬细胞系统的主要免疫功能。

习题答案

任务二 抗 原

一、名词解释

1. 抗原 2. 半抗原 3. 抗原决定簇 4. 胸腺依赖性抗原 5. 胸腺非依赖性抗原 6. 异嗜性抗原 7. 异种抗原 8. 同种异型抗原 9. 共同抗原 10. 完全抗原 11. 交叉反应

二、填空题

1. 抗原的两个基本特性包括_____和_____。

2. 相对分子质量_____,结构_____的抗原免疫原性越强。

3. 免疫原性与抗原进入人体内的_____、_____和_____等有关。

4. 抗原根据化学性质可分为_____、_____、_____。

5. 表位的_____、_____、_____、_____决定着表位的特异性。

6. 外毒素用_____处理后失去毒性称为类毒素。

三、单选题

1. 半抗原( )。

A. 既有免疫原性,又有抗原性   B. 只有抗原性,而没有免疫原性

C. 只有免疫原性,而没有抗原性   D. 既没有免疫原性,也没有抗原性

E. 与蛋白载体结合后,可获得抗原性

2. 对人体而言,ABO 血型抗原是( )。

A. 异种抗原   B. 自身抗原   C. 异嗜性抗原

D. 共同抗原   E. 同种异型抗原

3. 免疫学中非己物质不包括( )。

A. 结构发生改变的自身物质   B. 同种异体物质

C. 胚胎期免疫细胞未充分接触的物质   D. 异种物质

E. 胚胎期免疫细胞充分接触过的物质

4. 与外毒素有相同免疫原性的物质是( )。

A. 抗毒素   B. 细菌素   C. 类毒素   D. 抗生素   E. 干扰素

5. 从理论上讲,对人具有较强免疫原性的动物血清是( )。

A. 猴血清   B. 马血清   C. 鸡血清   D. 小鼠血清   E. 鱼血清

6. 存在于不同种属中的共同抗原称为( )。

A. 同种异型抗原   B. 异种抗原   C. 异嗜性抗原

D. 自身抗原   E. 独特性抗原

7. 类毒素具有的性质是( )。

A. 有免疫原性,有毒性   B. 有免疫原性,无毒性   C. 无免疫原性,有毒性

D. 无免疫原性,无毒性   E. 与外毒素完全相同

8. 关于 T 细胞抗原决定簇的描述,下列正确的是( )。

A. 多为构象依赖型   B. 比 B 细胞抗原决定簇大

C. 可同时活化 T 细胞和 B 细胞　　　　　　D. 必经 MHC 分子提呈

E. 只能存在于抗原分子表面

9. HLA 抗原属于(　　)。

A. 异种抗原　　　　　　　B. 同种异型抗原　　　　　C. 肿瘤特异性抗原

D. 改变的特异性抗原　　　E. 异嗜性抗原

10. 抗原性是指抗原能够(　　)。

A. 刺激机体产生抗体的性能

B. 刺激机体产生免疫应答的性能

C. 与相应抗体特异性结合,发生免疫反应的性能

D. 与致敏淋巴细胞特异性结合,发生免疫反应的性能

E. 与相应免疫应答产物特异性结合,发生免疫反应的性能

11. 对人体来说,不能成为抗原的物质是(　　)。

A. 动物的免疫血清　　　　B. 自身释放的晶体蛋白　　C. 异种移植抗原

D. 自身移植的皮肤　　　　E. 异种血型的红细胞

12. 甲状腺球蛋白是(　　)。

A. 异种抗原　　　　　　　B. 自身抗原　　　　　　　C. 异嗜性抗原

D. 肿瘤相关抗原　　　　　E. 肿瘤特异性抗原

13. 不完全抗原(半抗原)(　　)。

A. 是蛋白质　　　　　　　B. 有抗原性　　　　　　　C. 有免疫原性

D. 与抗原决定簇有关　　　E. 与载体的含义类似

14. 参与胸腺依赖性抗原(TD-Ag)刺激机体产生抗体的细胞是(　　)。

A. B 细胞　　　　　　　　B. T 细胞和 B 细胞　　　　C. 巨噬细胞和 T 细胞

D. 巨噬细胞和 B 细胞　　　E. 巨噬细胞、B 细胞、T 细胞

四、多选题

1. 决定抗原免疫原性的因素包括(　　)。

A. 分子大小、组成和结构

B. 异种物质

C. 同种异体物质

D. 自身成分的改变及自身隐蔽成分的释放

E. 其他因素

2. 依据抗原与宿主的亲缘关系,可将抗原分为哪几类?(　　)

A. 完全抗原　B. 异种抗原　C. 半抗原　D. 自身抗原　E. 同种异型抗原

3. 根据是否需要 Th 细胞参与,抗原可分为(　　)。

A 完全抗原　　B. TD-Ag　　C. 半抗原　　D. TI-Ag　　E. 自身抗原

五、配伍题

A. 完全抗原　　　　　　B. 共同抗原　　　　　　　C. 抗原决定簇

D. 胸腺依赖性抗原　　　E. 胸腺非依赖性抗原

1. 既有免疫原性又有抗原性的物质是(　　)。

2. 直接刺激 B 细胞产生抗体的是(　　)。

3. 决定抗原特异性的是(　　)。

4. 可引起交叉反应的抗原是(　　　)。

六、问答题

1. 抗原的特异性表现在哪些方面?决定抗原特异性的主要因素是什么?

2. 抗原有特异性,但是接种牛痘病毒制成的牛痘疫苗却可以预防天花病毒感染,请解释原因。

习题答案

任务三　免疫球蛋白与抗体

一、名词解释

1. 免疫球蛋白(Ig)　2. 抗体　3. 可变区　4. 恒定区　5. 功能区　6. 调理作用　7. 抗体依赖性细胞介导的细胞毒作用(ADCC)

二、填空题

1. J 链的主要功能是＿＿＿＿＿＿＿＿;分泌片的主要功能是＿＿＿＿＿＿＿＿。

2. IgG 经木瓜蛋白酶水解,被裂解为 2 个＿＿＿＿＿＿＿＿片段和 1 个＿＿＿＿＿＿＿＿片段。

3. IgG 经胃蛋白酶水解,被裂解为 1 个＿＿＿＿＿＿＿＿和＿＿＿＿＿＿＿＿。

4. Ig 的基本结构是由两条相同的＿＿＿＿＿＿＿＿和两条相同的＿＿＿＿＿＿＿＿通过＿＿＿＿＿＿＿＿连接而成的。

5. 单克隆抗体的优势主要有＿＿＿＿＿＿＿＿、＿＿＿＿＿＿＿＿、＿＿＿＿＿＿＿＿。

6. 人工制备的抗体包括＿＿＿＿＿＿＿＿、＿＿＿＿＿＿＿＿、＿＿＿＿＿＿＿＿。

三、单选题

1. 抗体主要存在于血清琼脂电泳的(　　　)。

A. α 球蛋白区　　　　　　B. β 球蛋白区　　　　　　C. γ 球蛋白区

D. 巨球蛋白区　　　　　　E. 白蛋白区

2. 关于免疫球蛋白和抗体的描述,下列哪项是正确的?(　　　)。

A. 免疫球蛋白与抗体不同,两者也不相关

B. 免疫球蛋白就是抗体,两者具有相同的含义

C. 抗体均为免疫球蛋白,而免疫球蛋白并不一定都是抗体

D. 免疫球蛋白均为抗体,抗体不一定都是免疫球蛋白

E. 抗体和免疫球蛋白只存在于血液和体液中,两者均具有免疫功能

3. 有关抗体分子的描述,下列错误的是(　　　)。

A. 由重链和轻链组成　　　B. 含可变区和恒定区　　　C. 可中和病原微生物

D. 都含有 J 链　　　　　　E. 有膜结合型和分泌型

4. 抗体的高变区位于(　　　)。

A. CH 和 CL　　　　　　　B. CH 和 VL　　　　　　　C. VH 和 CL

D. VH 和 CH　　　　　　　E. VL 和 VH

5. 抗体与抗原结合的部位是(　　　)。

A. CH 区　　　　　　　　　B. VL 区　　　　　　　　　C. VH 区

D. VH 区和 VL 区　　　　　E. CL 区

6. 能与肥大细胞和嗜碱性粒细胞结合的 Ig 是(　　　)。

A. IgG   B. IgM   C. IgA   D. IgD   E. IgE

7. 产妇初乳中含有的免疫球蛋白是（   ）。

A. IgG   B. IgM   C. IgA   D. IgD   E IgE

8. 新生儿脐带血中哪种 Ig 含量升高表明有宫内感染？（   ）

A. IgG   B. IgM   C. IgA   D. IgD   E. IgE

9. 激活补体能力最强的免疫球蛋白是（   ）。

A. IgG   B. IgM   C. IgA   D. IgD   E. IgE

10. Ig 的木瓜蛋白酶水解产物是（   ）。

A. Fc   B. 2Fab   C. 2Fab+Fc   D. Fab+Fc   E. $F(ab')_2+pFc'$

11. 胎儿合成的第一种 Ig 是（   ）。

A. IgM   B. IgG   C. IgA   D. IgD   E. IgE

12. 唯一能通过胎盘的抗体是（   ）。

A. IgG   B. IgM   C. IgA   D. IgD   E. IgE

13. 天然 ABO 血型抗体的类型是（   ）。

A. IgG   B. IgM   C. IgA   D. IgD   E. IgE

14. 关于轻链的叙述，下列正确的是（   ）。

A. 各类免疫球蛋白的轻链均相同

B. 各类免疫球蛋白根据 VL 抗原特异性不同分为两型

C. 根据 Ig 的 CL 抗原特异性不同可将 κ 型分为若干亚型

D. 每个 Ig 单体的两条轻链总是同型的

E. 以上说法都不正确

15. 合成 sIgA 分泌片的细胞是（   ）。

A. 浆细胞   B. 巨噬细胞   C. 肥大细胞

D. 血管内皮细胞   E. 黏膜上皮细胞

16. 外分泌液中含量最高的 Ig 是（   ）。

A. IgM   B. IgG   C. IgA   D. IgD   E. IgE

17. 较其他 Ig 更易透过毛细血管壁的 Ig 是（   ）。

A. IgM   B. IgG   C. IgA   D. IgD   E. IgE

18. 血清中含量最高的 Ig 是（   ）。

A. IgA   B. IgD   C. IgG   D. IgM   E. IgE

19. 有亲细胞作用的抗体是（   ）。

A. IgA   B. IgD   C. IgG   D. IgM   E. IgE

20. 在免疫应答过程中最早合成的 Ig 是（   ）。

A. IgD   B. IgA   C. IgG   D. IgM   E. IgE

四、多选题

1. 免疫球蛋白的基本结构包括（   ）。

A. H 链   B. V 链   C. L 链   D. C 链   E. O 链

2. 关于 IgG 的描述，下列正确的是（   ）。

A. 唯一能通过胎盘屏障的 Ig   B. 机体再次免疫应答产生的主要抗体

C. 个体发育中最早合成的 Ig   D. 大多数抗感染抗体属于 IgG 抗体

E. 多以五聚体形式存在

3. 能通过经典途径激活补体的免疫球蛋白是（　　　）。

A. IgE　　　　B. IgA　　　　C. IgD　　　　D. IgM　　　　E. IgG

五、配伍题

A. 2Fab 段＋Fc 段　　　　B. F(ab')$_2$＋PFc'　　　　C. 铰链区

D. 可变区　　　　E. 恒定区

1. IgG 被木瓜酶蛋白水解获得的片段是（　　　）。

2. IgG 被胃蛋白酶水解获得的片段是（　　　）。

3. 蛋白酶作用的部位是（　　　）。

A. IgD　　　　B. IgA（分泌型）　　　　C. IgG

D. IgM　　　　E. IgE

4. 在局部黏膜发挥抗感染作用的抗体是（　　　）。

5. 引起 Ⅰ 型超敏反应的抗体是（　　　）。

六、问答题

1. 免疫球蛋白的生物学活性有哪些?

2. 简述 5 大类免疫球蛋白的主要特征。

习题答案

任务四　补体系统

一、名词解释

1. 补体　2. 补体的固有成分　3. 补体激活识别阶段　4. 补体激活膜攻击阶段　5. 补体的调理作用　6. 补体灭活

二、填空题

1. 补体的激活途径主要有＿＿＿＿＿＿＿、＿＿＿＿＿＿＿和＿＿＿＿＿＿＿三条。

2. 补体系统按生物学功能可分为＿＿＿＿＿＿＿、＿＿＿＿＿＿＿、＿＿＿＿＿＿＿。

3. 补体由＿＿＿＿＿＿＿、＿＿＿＿＿＿＿、＿＿＿＿＿＿＿、＿＿＿＿＿＿＿等多种细胞产生。

4. 经典途径中的 C3 转化酶是＿＿＿＿＿＿＿＿＿＿＿＿，旁路途径中的 C3 转化酶则是＿＿＿＿＿＿＿＿＿＿＿＿。

5. 细胞膜上的补体调节蛋白主要功能是＿＿＿＿＿＿＿。

三、单选题

1. 下列关于补体的描述,错误的是（　　　）。

A. 血清中大多数补体成分以酶原形式存在

B. 补体不耐热

C. 补体可辅助抗体使细菌溶解

D. 大多数为 γ 球蛋白

E. 主要由肝细胞、巨噬细胞及肠黏膜细胞等多种细胞产生

2. 不参与旁路途径的补体成分是（　　　）。

A. C7　　　　B. C8　　　　C. C3　　　　D. C4　　　　E. C5

3. 补体旁路途径与下列哪种作用无关?（　　　）

A. C3 裂解为 C3a 和 C3b   B. C4 裂解为 C4a 和 C4b

C. B 因子裂解为 Ba 和 Bb   D. C5 裂解为 C5a 和 C5b

E. 攻膜复合物形成

4. 在旁路途径中首先被激活的成分是（　　）。

A. C3   B. C2   C. C1   D. C9   E. C5

5. 具有调理吞噬作用的补体成分是（　　）。

A. C4a   B. C3b   C. C3a   D. C2b   E. C5b

6. 在补体激活过程中,具有枢纽作用的补体成分是（　　）。

A. C3   B. C2   C. C1   D. C9   E. C5

7. 血清中含量最高的补体成分是（　　）。

A. C1   B. C2   C. C3   D. C4   E. C5

8. 在补体经典途径中首先被激活的补体成分是（　　）。

A. 抗原与抗体的结合   B. C1 的激活   C. C2 的激活

D. C3 的激活   E. C3b 的形成

9. 在补体经典途径中,各补体成分激活的顺序是（　　）。

A. C3→C56789   B. C1→C2、4→C56789

C. C1→C3→C2、4→C56789   D. C1→C3→C4、C2→C56789

E. C1→C4、C2→C3→C56789

10. 参与补体经典途径的抗体主要是（　　）。

A. IgG   B. IgM   C. IgG 或 IgM

D. IgG、IgM 或 IgE   E. IgA

11. 补体促进吞噬细胞吞噬的作用称为（　　）。

A. 炎症介质作用   B. 免疫黏附作用   C. 溶菌、溶细胞作用

D. 调理作用   E. 中和及溶解病毒作用

12. 下列哪种成分与 C3 转化酶形成无关?（　　）

A. C3   B. C4   C. C5   D. C2   E. B 因子

13. 下列关于补体旁路途径的叙述,错误的是（　　）。

A. 激活物质主要是病原菌及其产物   B. 活化时不需要 C1、C4、C2 参与

C. 在非特异性免疫应答中发挥作用   D. 发挥效应比经典途径晚

E. 攻膜复合物与经典途径相同

14. 三条补体激活途径的共同点是（　　）。

A. 参与的补体成分相同   B. C3 转化酶的组成相同   C. 激活物质相同

D. C5 转化酶的组成相同   E. 攻膜复合物的形成和溶解细胞的效应相同

15. 下列可以激活补体旁路途径的成分是（　　）。

A. 内毒素   B. 抗原-抗体复合物   C. 抗体

D. MBL   E. 单体 IgG

16. 能激活 MBL 途径的成分是（　　）。

A. 脂多糖   B. 氨基酸   C. 甘露糖

D. 抗原-抗体复合物   E. 酵母多糖

17. Ⅰ因子缺乏时,补体何种成分下降,导致细菌反复感染?（　　）

A. C3   B. C1   C. C2   D. C5   E. C4

18. 形成攻膜复合物的补体成分是(　　)。

A. C1～C9   B. C5b   C. C5b678   D. C5b6789   E. C3～9

19. 将补体的何种成分去除后,可阻断补体的三条激活途径?(　　)

A. C1   B. C3   C. C2   D. C4   E. 以上都不是

20. 下列哪种作用无须补体参与?(　　)

A. 输血反应中红细胞的溶解   B. 清除免疫复合物   C. 调理作用

D. ADCC   E. 过敏毒素作用

21. 补体系统在激活后可以(　　)。

A. 裂解细菌   B. 抑制超敏反应   C. 诱导免疫耐受

D. 启动抗体的类别转换   E. 结合细胞毒性 T 细胞

22. 在抗感染过程中,补体三条激活途径发挥作用的顺序从左至右依次是(　　)。

A. 经典途径、MBL 途径、旁路途径   B. 旁路途径、MBL 途径、经典途径

C. MBL 途径、经典途径、旁路途径   D. 经典途径、旁路途径、MBL 途径

E. 旁路途径、经典途径、MBL 途径

四、多选题

1. 补体的激活途径主要有(　　)。

A. 吞噬途径   B. 经典途径   C. 替代途径   D. MBL 途径   E. 功能蛋白调节途径

2. 补体的生物学作用包括(　　)。

A. 溶菌、溶细胞作用   B. 免疫调节作用   C. 趋化作用

D. 过敏毒素作用   E. 调理作用

3. 补体经典途径的激活过程可分为(　　)。

A. MBL 阶段   B. 识别阶段   C. 调节阶段   D. 活化阶段   E. 攻膜阶段

五、问答题

1. 简述补体系统的组成和生物学功能。

2. 比较补体系统三条激活途径的异同点。

习题答案

任务五　细胞因子

一、名词解释

1. 细胞因子   2. 自分泌   3. 旁分泌   4. 内分泌   5. 生长因子

二、填空题

1. 细胞因子的共同特点是＿＿＿＿＿、＿＿＿＿＿、＿＿＿＿＿、＿＿＿＿＿、＿＿＿＿＿、＿＿＿＿＿、＿＿＿＿＿、＿＿＿＿＿、＿＿＿＿＿、＿＿＿＿＿。

2. 根据产生细胞因子的细胞种类不同可分为 ＿＿＿＿＿、＿＿＿＿＿、＿＿＿＿＿。

3. 细胞因子在免疫应答发生过程中起着＿＿＿＿＿调节作用。

4. 神经-内分泌-免疫网络调节系统是细胞因子与＿＿＿＿＿、＿＿＿＿＿、

_____等共同构成的细胞间信号分子系统。

5. 机体在感染某些微生物后,多种细胞因子快速大量产生造成_____,是引起多器官衰竭和急性呼吸窘迫综合征的重要原因。

6. 细胞因子通过_____、_____、_____方式发挥作用。

三、单选题

1. 下列具有抗病毒作用的细胞因子是（　　）。

A. IL-3　　　　B. IL-4　　　　C. IFN-α　　　D. GM-CSF　　E. TGF-β

2. IFN-γ 主要由下列哪种细胞产生？（　　）

A. 红细胞　　　　　　　　B. 巨噬细胞　　　　　　　　C. NK 细胞

D. 成纤维细胞　　　　　　E. B 细胞

3. 下列不属于细胞因子的作用特点的是（　　）。

A. 高效性　　　B. 特异性　　　C. 多效性　　　D. 网络性　　　E. 两面性

4. 细胞因子不包括（　　）。

A. 白细胞介素　　　　　　B. 过敏毒素　　　　　　　　C. 干扰素

D. 肿瘤坏死因子　　　　　E. 生长因子

5. 下列关于细胞因子的叙述,正确的是（　　）。

A. 均为相对分子质量较大的蛋白质　　　　B. 只能在局部发挥作用

C. 同一种细胞因子可由多种细胞分泌　　　　D. 同一种细胞只能分泌一种细胞因子

E. 细胞因子之间无相互作用

6. 下列能直接杀伤肿瘤细胞的细胞因子是（　　）。

A. IL-1　　　　B. IL-2　　　　C. IL-4　　　　D. TNF-α　　　E. 干扰素

7. 细胞因子的生物学活性不包括（　　）。

A. 抗病毒作用　　　　　　B. 抗肿瘤作用　　　　　　　C. 刺激造血

D. 调理吞噬作用　　　　　E. 参与炎症反应

8. 治疗红细胞减少症可用（　　）。

A. IFN　　　　B. TNF　　　　C. EPO　　　　D. GM-CSF　　E. G-CSF

四、多选题

1. 下列关于细胞因子的生物学活性的叙述,正确的是（　　）。

A. 抗感染抗肿瘤作用　　　　B. 调节特异性免疫应答　　　C. 刺激造血

D. 促进血管生成　　　　　　E. 参与炎症反应

2. 细胞因子有别于其他免疫分子,具有哪些共性？（　　）

A. 多源性　　　B. 多效性　　　C. 高效性　　　D. 速效性　　　E. 自分泌与旁分泌性

五、配伍题

A. SCF　　　　B. IFN-γ　　　C. IL-2　　　D. IL-4　　　E. IL-10

1. 促进造血干细胞增生分化的细胞因子是（　　）。

2. 可促进 IgE 生成的细胞因子是（　　）。

3. 具有抗病毒感染功能的细胞因子是（　　）。

六、问答题

1. 简述细胞因子的分类和生物学活性。

2. 细胞因子有哪些共同特性？

习题答案

任务六　人体主要组织相容性复合体

一、名词解释

1. 组织相容性　2. HLA　3. MHC　4. MHC 限制性　5. 单倍型　6. 移植物抗宿主反应　7. 多态性

二、填空题

1. 组织相容性抗原是一个复杂的抗原系统,在异体中能迅速引起强烈排斥反应的称为_____。

2. HLA 复合体的遗传特征是_____、_____、_____。

3. HLA 分子功能区包括_____、_____、_____、_____。

4. HLA 分子的功能主要是_____、_____、_____、_____、_____。

5. 同种异体器官移植存活率的高低主要取决于_____。

6. 现在证明 MHC 不仅控制着机体的组织相容性,而且与机体_____、_____及_____的产生都有密切联系。

7. MHC 各区编码的蛋白质,因其结构功能、分布及抗原性不同可分为_____大类,分别称为_____、_____和_____。

8. MHC-Ⅱ类抗原由_____与_____两条肽链组成。

9. MHC-Ⅱ类抗原主要分布在_____、_____、_____、_____、_____及_____的细胞膜上。

10. HLA-Ⅰ类抗原分布在_____表面,HLA-Ⅱ类抗原主要表达于_____。

11. HLA 基因以_____作为一个单位遗传,子代的 HLA 单倍型一个与_____相同,一个与_____相同,在兄弟姐妹间有_____的机会可找到相同的 HLA,_____的机会有一个单倍型相同。

12. MHC 限制性是免疫细胞间相互_____及_____的前提。

13. HLA-Ⅱ类分子的_____区是与抗原结合的部位,_____区是与 Th 细胞表面 CD4 分子结合的部位。

14. 检测 HLA 常用_____和_____。

三、单选题

1. 关于 HLA 的描述,下列哪项是错误的?(　　)

A. 存在于各种有核细胞表面　　　　　B. 分布在血清中

C. 在自体内不参与免疫应答　　　　　D. 是同种异型抗原

E. 决定着组织移植是否成功

2. 无 HLA 的细胞是(　　)。

A. B 细胞　　　B. T 细胞　　　C. 巨噬细胞　　　D. 红细胞　　　E. 精子细胞

3. 下列哪项可无 HLA 的参与?(　　)

A. 异体移植排斥反应　　　　　B. T 细胞的分化　　　　　C. 免疫细胞识别

D. 免疫调节　　　　　　　　　　　E. 抗原、抗体的特异性结合

4. 在无血缘关系的同种器官移植中,急性排斥反应难以避免的主要原因是(　　)。

A. HLA 系统的高度多态性

B. 受者的免疫功能常处于紊乱状态

C. 移植物血供不良

D. 受者体内已存在对移植物致敏的淋巴细胞

E. 移植物被细菌感染

5. HLA 存在于(　　)。

A. 球蛋白表面　　　　　　　B. 白蛋白表面　　　　　　　C. 红细胞表面

D. 粒细胞表面　　　　　　　E. 以上都不是

6. HLA-Ⅱ类抗原表达异常可表现为(　　)。

A. 自身免疫病　　　　　　　B. 免疫缺陷病　　　　　　　C. 肿瘤

D. 感染　　　　　　　　　　E. 以上均可

7. 关于 HLA 的描述,下列正确的是(　　)。

A. HLA-Ⅰ类分子广泛分布于各组织有核细胞表面

B. HLA 基因每个位点都表现为复等位基因

C. 具有某些 HLA 型别的人群与免疫性疾病的发生相关

D. 参与免疫应答与调节

E. 以上都对

8. 下列对 HLA 的描述,哪一项是错误的?(　　)

A. 通过分析亲代和子代 HLA 表型可获知家庭成员的 HLA 基因型

B. HLA-Ⅰ类分子含有 β2 微球蛋白

C. HLA-Ⅰ类分子与 β2 微球蛋白由不同染色体所编码

D. 血小板表面不表达 HLA

E. 某些肿瘤细胞 HLA-Ⅰ类分子表达下降

9. 关于人类主要组织相容性复合体的基因的描述,下列哪项不正确?(　　)

A. 位于第 6 对染色体上　　　B. 紧密连锁　　　　　　　　C. 共显性

D. 多态性　　　　　　　　　E. 所有基因位于同一条染色体上

10. 在某些肿瘤细胞表面,HLA 的哪些抗原表达降低?(　　)

A. HLA-Ⅰ类抗原　　　　　　B. HLA-Ⅱ类抗原　　　　　　C. HLA-Ⅲ类抗原

D. A+B　　　　　　　　　　E. A+B+C

11. MHC-Ⅰ类和 MHC-Ⅱ类分子共有的特征是(　　)。

A. 它们都是完整的膜蛋白质　　　　　　B. 可参与 T 细胞的抗原识别

C. 均共显性地表达于细胞上　　　　　　D. 表达于所有有核细胞上

E. A+B+C

12. 不表达 HLA-Ⅰ类抗原的细胞包括(　　)。

A. 单核细胞　　　　　　　　B. B 细胞　　　　　　　　　C. 皮肤细胞

D. T 细胞　　　　　　　　　E. 神经细胞

13. MHC-Ⅰ类分子的配体是(　　)。

A. CD8　　　B. CD4　　　C. CD18　　　D. CD1　　　E. CD28

14. 静止 T 细胞表达哪些 HLA 抗原?（　　）

A. Ⅰ、Ⅱ、Ⅲ　　B. Ⅰ和Ⅱ　　C. Ⅱ和Ⅲ　　D. 只有Ⅰ　　E. 只有Ⅱ

15. 下列与 HLA 有关的疾病是（　　）。

A. 强直性脊柱炎　　　　　　B. 类风湿关节炎　　　　　　C. 干燥综合征

D. 发作性睡眠病　　　　　　E. 以上都是

16. 90％以上的强直性脊柱炎患者的哪种 HLA 抗原呈阳性?（　　）

A. HLA-DR3　　B. HLA-B8　　C. HLA-B27　　D. HLA-B7　　E. HLA-A5

17. 用血清学方法可检测（　　）。

A. HLA-A、B　　B. HLA-B、C　　C. HLA-DR　　D. HLA-DO　　E. 以上都是

18. 用混合淋巴细胞培养法可检测（　　）。

A. HLA-DP　　B. HLA-DR　　C. HLA-DQ　　D. HLA-A、B　　E. HLA-B、C

19. HLA 的检测用于（　　）。

A. 器官移植　　　　　　　　　　　　B. 研究人类学

C. 同种异体输血　　　　　　　　　　D. 研究 HLA 与人类疾病的关系

E. 以上都可以

四、问答题

1. 简述 HLA 的生物学功能。

2. 异体组织移植时，为什么会发生排斥反应?

3. HLA 高度多态性的原因是什么?

4. 比较 HLA-Ⅰ类和 HLA-Ⅱ类分子在结构、分布及与抗原肽相互作用等方面的特点。

习题答案

任务七　免疫应答

一、名词解释

1. 免疫应答　2. 适应性免疫应答　3. 免疫应答识别阶段　4. 免疫应答活化、增殖和分化阶段　5. 免疫应答效应阶段　6. 免疫耐受　7. 免疫忽视　8. 完全吞噬　9. 不完全吞噬

二、填空题

1. 特异性免疫应答的基本过程分为 _____、_____、_____ 3 个阶段。

2. 参与固有免疫的组织屏障包括_____、_____、_____。

3. 参与固有免疫的细胞包括_____、_____。

4. 参与固有免疫的分子包括_____、_____、_____、_____、_____。

5. 特异性免疫应答的主要特征是_____、_____、_____。

6. 专职 APC 是指_____、_____、_____。

7. 中枢耐受形成的原因主要是_____。

8. 外周免疫耐受发生的机制包括_____、_____、_____。

三、单选题

1. 下列不参与固有免疫的细胞是（　　）。

A. 巨噬细胞   B. NK 细胞   C. B2 细胞

D. 中性粒细胞   E. $\gamma\delta T$ 细胞

2. 在免疫应答过程中,单核-巨噬细胞能( )。

A. 表达 TCR   B. 产生抗体   C. 表达 CD3 分子

D. 分泌细胞因子   E. 发生基因重排

3. 关于天然免疫的描述,下列错误的是( )。

A. 经遗传获得   B. 生来就有   C. 正常人体都有

D. 在感染早期发挥作用   E. 是针对某种病原菌的抗感染免疫

4. 完全吞噬是指( )。

A. 将入侵的细菌全部吞噬   B. 吞噬后细菌被杀死消化

C. 细菌在吞噬细胞内生长繁殖   D. 细菌随吞噬细胞游走、扩散

E. 不依赖抗体协助

5. 不属于人体正常组织、体液中的抗微生物物质的是( )。

A. 补体   B. 干扰素   C. 乙型溶素   D. 溶菌酶   E. 抗生素

6. 皮肤的黏膜屏障作用不包括( )。

A. 机械阻挡作用   B. 分泌乳酸   C. 分泌脂肪酸

D. 分泌溶菌酶   E. 吞噬杀伤病原菌

7. 人体感染病原体多久后处于适应性免疫诱导阶段?( )

A. $0\sim4$ h   B. $4\sim24$ h   C. $24\sim48$ h   D. $48\sim96$ h   E. 96 h 以后

8. 小吞噬细胞主要是指( )。

A. 中性粒细胞   B. 肥大细胞   C. 血管内皮细胞

D. 嗜碱性粒细胞   E. 巨噬细胞

9. 固有免疫又称为( )。

A. 体液免疫   B. 细胞免疫   C. 非特异性免疫

D. 适应性免疫   E. 获得性免疫

10. 非特异性免疫早期阶段的特点不包括( )。

A. 发生在感染 $4\sim96$ h   B. 通常大多数病原体感染终止于此相

C. 吞噬细胞活化   D. NK 细胞被激活

E. $\gamma\delta T$ 细胞被激活

11. 关于适应性免疫应答的特点的叙述,下列哪一项是错误的?( )

A. 需要抗原诱导

B. 对"非己"异物的识别具有高度特异性

C. 具有免疫记忆功能,能引起强烈的再次免疫应答

D. 免疫应答维持时间较短

E. 免疫应答产生时间慢

12. 能刺激 T 细胞产生免疫应答的抗原是( )。

A. TD-抗原   B. TI-抗原   C. TD-抗原和 TI-抗原

D. TD-抗原或 TI-抗原   E. 以上都不是

13. 适应性免疫应答过程不包括( )。

A. T/B 细胞在胸腺和骨髓内分化   B. 抗原提呈细胞处理、呈递抗原

C. 抗原肽的识别   D. 免疫细胞活化、增殖和分化

E. 效应细胞的作用

14. 下列哪项符合 B 细胞对抗原再次应答的特点？（   ）

A. 以 IgM 为主   B. 以 IgG 为主   C. 抗体维持时间短

D. 须大量抗原刺激   E. 产生的抗体亲和力低

15. 能介导特异性免疫的细胞都具有（   ）。

A. Fc 受体   B. CD2   C. CD3   D. 补体受体   E. 抗原受体

16. 活化 T 细胞可表达的膜分子是（   ）。

A. CD2   B. CD3   C. CD4   D. CD8   E. CD40L

17. B 细胞对 TI-抗原的免疫应答仅产生（   ）。

A. IgM   B. IgG   C. IgA   D. IgD   E. IgE

18. 为 T 细胞活化提供第一信号的是（   ）。

A. TCR 识别结合 B7   B. CD28 识别结合 B7

C. TCR 特异性识别结合抗原肽   D. CD40L 识别结合 CD40

E. TCR 特异性识别结合抗原肽-MHC 分子复合物

19. 下列哪种分子在外源性抗原的加工、处理和呈递中有重要作用？（   ）

A. CD3 分子   B. MHC-Ⅰ类分子   C. MHC-Ⅱ类分子

D. mIg   E. BCR

20. 下列哪种分子在内源性抗原的加工、处理和呈递中有重要作用？（   ）

A. CD3 分子   B. MHC-Ⅰ类分子   C. MHC-Ⅱ类分子

D. mIg   E. BCR

21. 能为 T 细胞活化提供第二信号的是（   ）。

A. CD40L 识别结合 CD40   B. CD28 识别结合 B7

C. CD4/CD8 识别结合 MHC-Ⅱ类/Ⅰ类分子   D. TCR 识别结合 B7

E. TCR 识别结合抗原肽-MHC 分子复合物

22. 细胞免疫应答引起的炎症反应主要由于（   ）。

A. Th1 细胞分泌的细胞因子引起   B. Th2 细胞分泌的细胞因子引起

C. Tc 细胞分泌的穿孔素引起   D. NK 细胞分泌的穿孔素引起

E. Tc 细胞表面表达 FasL

23. TCR 的双识别是指（   ）。

A. 同时识别 MHC-Ⅰ类分子和 MHC-Ⅱ类分子

B. 同时识别抗原分子的 T 细胞决定簇和 B 细胞决定簇

C. 同时识别抗原肽和 MHC 分子

D. 同时识别抗原肽-mIg

E. 同时识别 Igα 和 Igβ

24. Th 细胞在 Tc 细胞活化过程中的作用主要是（   ）。

A. 协助传递第一信号   B. 促进 TCR 的表达

C. 能分泌促进协同刺激信号表达细胞因子   D. 促进 MHC-Ⅰ类分子的表达

E. 促进 CD8 的表达

25. B 细胞活化的第二信号是（   ）。

A. BCR-抗原表位　　　　　　　　B. B7-CD28　　　　　　　　C. CD40-CD40

D. CD4-MHC-Ⅱ类分子　　　　E. CD8-MHC-Ⅰ类分子

26. TD 抗原激活 B 细胞时,需要下列哪种细胞的辅助?（　　　）

A. Th1 细胞　　　B. Th2 细胞　　C. Tc 细胞　　D. APC　　　E. Ts 细胞

27. B 细胞表面的 BCR 识别的是（　　　）。

A. 抗原肽-MHC-Ⅰ类分子复合物　　　　　　B. 抗原肽-MHC-Ⅱ类分子复合物

C. 天然的抗原分子　　　　　　　　　　D. 经 APC 加工处理的抗原肽

E. 蛋白酶处理过的抗原

28. B 细胞活化的第一信号是（　　　）。

A. BCR-抗原表位　　　　　　　B. B7-CD28　　　　　　　　C. CD40-CD40L

D. CD4-MHC-Ⅱ类分子　　　　E. CD8-MHC-Ⅰ类分子

29. 在初次体液免疫应答中,产生的抗体主要是（　　　）。

A. IgG　　　　　B. IgD　　　　　C. IgM　　　　D. IgE　　　E. IgA

30. 下列具有免疫记忆的细胞是（　　　）。

A. 巨噬细胞　　　　　　　B. 肥大细胞　　　　　　　C. T、B 细胞

D. 中性粒细胞　　　　　　E. 只有 B 细胞

31. 下列关于抗体形成过程的叙述,错误的是（　　　）。

A. 浆细胞是产生抗体的细胞

B. B 细胞分化成浆细胞需要细胞因子的参与

C. 所有 B 细胞的活化都需要 CD4$^+$ Th 细胞和 APC 的参与

D. 初次免疫应答产生抗体效价低

E. 再次免疫应答产生抗体效价高

32. 在再次体液免疫应答中,抗体产生的特点是（　　　）。

A. 以 IgM 为主　　　　　　　B. 潜伏期长　　　　　　　C. 维持时间短

D. 抗体效价高　　　　　　　E. 抗体滴度低

33. 天然免疫耐受是指（　　　）。

A. 机体对任何抗原刺激均不发生免疫应答的状态

B. 机体对自身抗原不发生免疫应答的状态

C. 机体对自身正常组织成分不发生免疫应答的状态

D. 机体对非己抗原不发生免疫应答的状态

E. 机体对任何抗原刺激均发生免疫应答减弱的状态

34. 机体自身成分无免疫原性,主要原因是（　　　）。

A. 免疫系统不能识别自身抗原

B. 自身成分的抗原表位发生变异

C. 自身成分缺乏抗原决定簇

D. 胚胎期形成了对自身成分的免疫耐受

E. 结核结节的形成

35. 一存活多年的同种异体肾移植受者的体内虽有供体抗原表达却未发生明显的排斥反应,其原因可能是（　　　）。

A. 移植物已失去了免疫原性　　　　　　B. 移植物的免疫细胞功能活跃

C. 受者的免疫细胞功能活跃　　　　　　　　D. 移植物对受者发生了免疫耐受

E. 受者对移植物发生了免疫耐受

36. TD 抗原引起免疫应答的特点是(　　)。

A. 产生免疫应答的细胞为 B1 细胞　　　　　B. 只引起细胞免疫

C. 只引起体液免疫　　　　　　　　　　　　D. 有免疫记忆性

E. 可直接诱导 T、B 细胞产生免疫应答

37. 下列与细胞免疫无关的免疫反应是(　　)。

A. 移植排斥反应　　　　　B. 抗肿瘤免疫作用　　　　C. 中和作用

D. 接触性皮炎　　　　　　E. 结核结节的形成

38. 最易导致免疫耐受的时期是(　　)。

A. 胚胎期　　　B. 新生儿期　　C. 儿童期　　D. 成年期　　E. 老年期

39. 最易诱导免疫耐受的抗原注射途径是(　　)。

A. 皮下注射　　　B. 皮内注射　　C. 肌内注射　　D. 静脉注射　　E. 腹腔注射

四、多选题

1. 免疫系统由什么组成?(　　)

A. 免疫分子　　　B. 抗原　　　C. 免疫细胞　　D. 抗体　　　E. 免疫器官

2. NK 细胞主要杀伤哪些细胞?(　　)

A. B 细胞　　　　　　　　B. T 细胞　　　　　　　　C. 肿瘤细胞

D. 病毒感染细胞　　　　　E. 免疫细胞

3. 下列哪些属于固有免疫细胞?(　　)

A. NK 细胞　　　　　　　B. 单核-巨噬细胞　　　　　C. B2 细胞

D. 树突状细胞　　　　　　E. γδT 细胞

4. 初次免疫应答的特点有(　　)。

A. 潜伏期长　　　　　　　B. 抗体效价低　　　　　　C. 抗体存在时间短

D. 主要为 IgM　　　　　　E. 抗体与抗原的亲和力低

5. 再次免疫应答的特点是(　　)。

A. 潜伏期短　　　　　　　B. 抗体效价高　　　　　　C. 抗体存在时间长

D. 主要为 IgG　　　　　　E. 抗体与抗原的亲和力高

6. 免疫应答的基本过程包括哪几个阶段?(　　)

A. 应答　　　　B. 感应　　　C. 反应　　　D. 效应　　　E. 结合

7. 免疫应答的主要特点有(　　)。

A. 特异性　　　B. 反应性　　C. 记忆性　　D. 放大性　　E. MHC 限制性

8. 体液免疫的生物学效应是(　　)。

A. 以中和作用降低或消除外毒素的毒性和病毒的传染性

B. 以调理作用加强吞噬细胞对抗原的吞噬作用

C. 通过激活补体,发挥补体溶菌、溶解靶细胞等效应

D. 通过 ADCC 杀伤靶细胞

E. 在某些情况下,抗体还可以参与超敏反应,引起免疫病理损伤

9. 诱导免疫耐受的因素取决于(　　)。

A. 抗原性质　　　　　　　　B. 抗原剂量　　　　　　　　C. 免疫途径

D. 机体的免疫状态　　　　　　　　E. 动物种属和品系

10. 抗原进入宿主后做免疫耐受成功率比较,下列正确的是(　　　)。

A. 口服＜静脉注射　　　　　B. 肌内注射＞口服　　　　　C. 腹腔注射＜口服

D. 肌内注射＞腹腔注射　　　　E. 肌内注射＜腹腔注射

五、配伍题

A. 对 TI-Ag 应答的作用　　　　　　　　B. ADCC 的作用

C. 对 TD-Ag 应答的作用　　　　　　　　D. 主要分泌细胞因子的作用

E. 特异性杀伤作用

1. NK 细胞具有(　　　)。

2. T、B 细胞具有(　　　)。

3. CTL 细胞具有(　　　)。

A. NK 细胞　　　　　　B. 巨噬细胞　　　　　　C. 树突状细胞

D. γδT 细胞　　　　　　E. 中性粒细胞

4. 大吞噬细胞是(　　　)。

5. 可非特异性杀伤病毒感染细胞的是(　　　)。

6. 处理、加工、提呈抗原能力最强的细胞是(　　　)。

7. 具有吞噬作用的 APC 是(　　　)。

8. 小吞噬细胞是(　　　)。

六、问答题

1. 简述人体屏障结构的组成及功能。

2. 简述非特异性免疫的组成、共同特点及作用时相。

3. 比较体液免疫与细胞免疫的特点。

4. 比较初次应答和再次应答的特点。

习题答案

任务八　超敏反应

一、名词解释

1. 超敏反应　2. 变应原　3. 特应性皮炎　4. Ⅱ型超敏反应

二、填空题

1. 根据发生机制和临床特点,超敏反应可分为 _____、_____、_____、_____ 4 型。

2. Ⅰ型超敏反应的变应原主要有 _____、_____、_____、_____。

3. Ⅰ型超敏反应的抗体主要是 _____,Ⅱ型超敏反应的抗体主要是 _____。

4. Ⅱ型超敏反应的变应原主要有 _____、_____、_____。

5. 诱发Ⅳ型超敏反应的抗原主要有 _____、_____、_____。

6. _____型超敏反应均由抗体介导，_____型由效应 T 细胞介导。

7. Ⅱ型超敏反应的损伤途径有_____、_____、_____ 3 条。

三、单选题

1. 下列通常不引起速发型超敏反应的物质是（　　）。

A. 破伤风抗毒素 　　　　　　B. 虾、蟹 　　　　　　　　C. 青霉素

D. 植物花粉 　　　　　　　　E. 结核菌素

2. 关于Ⅰ型超敏反应的描述，下列错误的是（　　）。

A. 发生快，消退快 　　　　　B. 反应于 48～72 h 达高峰 　C. 主要由 IgE 介导

D. 有肥大细胞参与 　　　　　E. 有明显的个体差异

3. 发生Ⅰ型超敏反应时，外周血中哪类细胞增加？（　　）

A. 中性粒细胞 　　　　　　　B. 淋巴细胞 　　　　　　　C. 嗜酸性粒细胞

D. 单核细胞 　　　　　　　　E. T 细胞

4. 下列哪种疾病属于Ⅰ型超敏反应？（　　）

A. 新生儿溶血症 　　　　　　B. 荨麻疹 　　　　　　　　C. 类风湿关节炎

D. 接触性皮炎 　　　　　　　E. 肾小球肾炎

5. 可用于治疗Ⅰ型超敏反应性疾病的药物不包括（　　）。

A. 肾上腺素 　　B. 息思敏 　　C. 干扰素 　　D. 氨茶碱 　　E. 钙剂

6. 与Ⅰ型超敏反应的发生有关的是（　　）。

A. 补体依赖的细胞毒作用 　　　　　　　　B. 肥大细胞脱颗粒

C. 免疫复合物沉积激活补体 　　　　　　　D. CD4$^+$Th1 细胞介导的炎症反应

E. 吸引中性粒细胞，释放溶酶体酶

7. 肾上腺素是最常用的治疗Ⅰ型超敏反应性疾病的药物，可能机制是（　　）。

A. 减少 IgG 类抗体的产生 　　　　　　　　B. 减少 IgE 类抗体的产生

C. 抑制生物活性介质的合成和释放 　　　　D. 拮抗生物活性介质的活性

E. 改善效应器官的生理功能

8. 介导Ⅰ型超敏反应的生物活性介质主要由下列哪种细胞释放？（　　）

A. 中性粒细胞 　　　　　　　B. NK 细胞 　　　　　　　C. 肥大细胞

D. 单核-巨噬细胞 　　　　　　E. T 细胞

9. 有关"Ⅰ型超敏反应皮试"的叙述，下列错误的是（　　）。

A. 用于检测Ⅰ型超敏反应的变应原 　　　　B. 确定宿主是否致敏

C. 局部出现明显水肿、充血 　　　　　　　D. 12 h 后观察结果

E. 抗毒素皮试阳性者，须进行脱敏治疗

10. 能与肥大细胞表面 Fc 受体结合，介导速发型超敏反应的抗体主要是（　　）。

A. IgG 　　　　B. IgM 　　　　C. IgA 　　　　D. IgD 　　　　E. IgE

11. 抗毒素脱敏治疗的机制是（　　）。

A. 小剂量变应原只引起微量的生物活性介质的释放

B. 生物活性介质作用时间短，无累积效应

C. 可逐渐消耗肥大细胞表面的 IgE

D. 可逐渐消耗肥大细胞表面的 IgG

E. 致使机体产生封闭性 IgG

12. 脱敏注射可用于治疗（　　　）。

A. 青霉素过敏　　　　　　　　B. 冷空气过敏　　　　　　　　C. 接触性皮炎

D. 过敏性休克　　　　　　　　E. 抗毒素皮试阳性

13. 自身免疫性溶血性贫血属于（　　　）。

A. Ⅰ型超敏反应　　　　　　　B. Ⅱ型超敏反应　　　　　　　C. Ⅲ型超敏反应

D. Ⅳ型超敏反应　　　　　　　E. 四型都有

14. 下列哪项不是Ⅱ型超敏反应的特点？（　　　）

A. 由 IgG、IgM 介导　　　　　　　　　B. 有 NK 细胞和巨噬细胞参与

C. 有效应 T 细胞参与　　　　　　　　　D. 有补体参与

E. 可引起靶细胞溶解

15. 参与Ⅱ型超敏反应的成分主要是（　　　）。

A. 变应原、肥大细胞、嗜碱性粒细胞

B. 抗原、抗体、补体、巨噬细胞和 NK 细胞

C. 抗原、致敏淋巴细胞

D. 抗原、抗体和免疫复合物

E. 以上都不对

16. 预防 Rh 血型不合的新生儿溶血症最好的方法是（　　　）。

A. 给胎儿输入母亲的红细胞

B. 用免疫抑制剂抑制孕妇产生抗 Rh 抗体

C. 用抗 Rh 血清给新生儿注射进行人工被动免疫

D. 初次分娩 72 h 内给产妇注射抗 Rh 免疫血清

E. 再次分娩 72 h 内给产妇注射抗 Rh 免疫血清

17. 属于Ⅱ型超敏反应的是（　　　）。

A. 接触性皮炎　　　　　　　　B. 移植排斥反应　　　　　　　C. 特应性皮炎

D. 过敏性鼻炎　　　　　　　　E. 甲状腺功能亢进

18. Ⅲ型超敏反应的重要病理学特征是（　　　）。

A. 嗜酸性粒细胞浸润　　　　　　　　　B. 单核-巨噬细胞浸润和组织细胞损伤

C. 充血水肿、局部坏死和中性粒细胞浸润　　D. 淋巴细胞浸润

E. 嗜碱性粒细胞浸润

19. 与Ⅲ型超敏反应有关的成分不包括（　　　）。

A. 中性粒细胞　　　　　　　　B. NK 细胞　　　　　　　　　C. 补体

D. IgG 和 IgM 类抗体　　　　　E. 血小板

20. Ⅲ型超敏反应中造成组织损伤的主要因素是（　　　）。

A. 免疫复合物沉淀　　　　　B. 中性粒细胞释放溶酶体酶　　C. 血管通透性增加

D. 血管活性介质释放　　　　E. 免疫复合物的形成

21. 类风湿关节炎属于（　　　）。

A. Ⅰ型超敏反应　　　　　　　B. Ⅱ型超敏反应　　　　　　　C. Ⅲ型超敏反应

D. Ⅳ型超敏反应　　　　　　　E. 速发型超敏反应

22. 关于Ⅳ型超敏反应的描述，下列哪项不正确？（　　　）

A. 属于细胞免疫应答　　　　　　　　　B. 无抗体和补体参与

C. 接触抗原 24 h 后发生反应　　　　　　　　D. 以中性粒细胞浸润为主

E. 以单个核细胞浸润为主

23. 介导Ⅳ型超敏反应的细胞是(　　　)。

A. 肥大细胞　　　　　　　　B. NK 细胞　　　　　　　　C. B 细胞

D. T 细胞　　　　　　　　　E. 中性粒细胞

24. 有关"Ⅳ型超敏反应的特点"的叙述,下列错误的是(　　　)。

A. 接触抗原 24 h 后发生反应　　　　　　　　B. 抗体或补体不参与

C. 以中性粒细胞浸润为主的炎症反应　　　　D. 主要由 CTL 和 $CD4^+$ Th1 细胞介导

E. 由致敏的 T 细胞受到抗原再次刺激所造成

25. 下列哪种疾病属于Ⅳ型超敏反应?(　　　)

A. 支气管哮喘　　　　　　　B. 肺结核　　　　　　　　C. 类风湿关节炎

D. 过敏性休克　　　　　　　E. 血清病

26. 为防止出现青霉素过敏反应,护士在注射青霉素后至少应观察患者(　　　)。

A. 10 min　　　　B. 15 min　　　　C. 20 min　　　　D. 25 min　　　　E. 30 min

27. 接触性皮炎属于(　　　)。

A. Ⅰ型超敏反应　　　　　　B. Ⅱ型超敏反应　　　　　C. Ⅲ型超敏反应

D. Ⅳ型超敏反应　　　　　　E. 免疫复合物型超敏反应

28. 抗体参与的超敏反应不包括(　　　)。

A. Ⅰ型超敏反应　　　　　　B. Ⅱ型超敏反应　　　　　C. Ⅲ型超敏反应

D. Ⅳ型超敏反应　　　　　　E. 免疫复合物型超敏反应

29. 即使药物过敏试验阳性,但还必须注射的药物是(　　　)。

A. 青霉素　　　　　　　　　B. 链霉素　　　　　　　　C. 破伤风抗毒素

D. 普鲁卡因　　　　　　　　E. 头孢菌素

四、多选题

1. 以下属于Ⅳ型超敏反应的是(　　　)。

A. 甲状腺功能亢进　　　　　B. 传染性迟发型超敏反应　　C. 接触性皮炎

D. 移植排斥反应　　　　　　E. 类风湿关节炎

2. 以下属于Ⅲ型超敏反应的是(　　　)。

A. 甲状腺功能亢进　　　　　B. Arthus 反应　　　　　　C. 类 Arthus 反应

D. 血清病　　　　　　　　　E. 类风湿关节炎

3. 以下属于Ⅱ型超敏反应的是(　　　)。

A. 青霉素过敏性休克　　　　B. 输血反应　　　　　　　C. 新生儿溶血症

D. 肾小球肾炎　　　　　　　E. 甲状腺功能亢进

4. 以下属于Ⅰ型超敏反应的是(　　　)。

A. 输血反应　　　　　　　　B. 青霉素过敏性休克　　　C. 过敏性鼻炎

D. 过敏性肠胃炎　　　　　　E. 特应性皮炎

5. 补体参与的超敏反应有哪几型?(　　　)

A. Ⅰ型　　　　B. Ⅱ型　　　　C. Ⅲ型　　　　D. Ⅳ型　　　　E. Ⅰ型＋Ⅱ型

五、配伍题

A. 化妆品引起的接触性皮炎　　　　　　　　B. 花粉引起的支气管哮喘

C. 输血反应引起的红细胞破坏　　　　　　D. 青霉素引起的过敏性休克

E. 注射异种动物血清引起的血清病

1. 属于Ⅱ型超敏反应的是（　　　）。

2. 属于Ⅲ型超敏反应的是（　　　）。

3. 属于Ⅳ型超敏反应的是（　　　）。

六、问答题

1. 简述Ⅰ型超敏反应的特点及常见疾病。

2. 简述异种动物免疫血清皮试方法。

3. 简述Ⅱ型超敏反应的特点及常见疾病。

4. 简述Ⅲ型超敏反应的特点及常见疾病。

5. 简述Ⅳ型超敏反应的特点及常见疾病。

6. 青霉素过敏性休克属于哪型超敏反应？简述其发生机制及该型超敏反应的防治原则。

习题答案

任务九　免疫缺陷病与自身免疫病

一、名词解释

1. 免疫缺陷病（IDD）　2. 原发性免疫缺陷病（PIDD）　3. 继发性免疫缺陷病（SIDD）

4. 自身免疫　5. 自身免疫病

二、填空题

1. 免疫缺陷病的治疗原则是_____、_____、_____、

_____、_____。

2. 免疫缺陷病根据主要累及的免疫系统成分的不同可分为_____、

_____、_____、_____等。

3. 免疫缺陷病根据发病原因可分为_____、_____。

4. 获得性免疫缺陷综合征引起以_____为中心的严重免疫缺陷，主要的损害是

_____、_____、_____。

5. 自身免疫病的发病因素有_____、_____、_____、

_____等。

6. 自身免疫病的治疗原则是_____、_____、_____。

三、单选题

1. 不属于器官特异性自身免疫病的是（　　　）。

A. 恶性贫血　　　　　　　B. 重症肌无力　　　　　　　C. 类风湿关节炎

D. 慢性甲状腺炎　　　　　E. 特发性血小板减少性紫癜

2. 与自身免疫病发生无关的原因是（　　　）。

A. 淋巴细胞的多克隆激活　　　　　　　B. 免疫球蛋白类别转换

C. 交叉抗原或分子模拟　　　　　　　　D. 自身抗原发生改变

E. 免疫隔离部位抗原的释放

3. 下列哪种抗原为隐蔽的自身抗原？（　　　）。

A. HLA 抗原　　　　　　　B. 肿瘤抗原　　　　　　　C. ABO 血型抗原

D. Rh 血型抗原　　　　　　　　E. 眼葡萄膜色素抗原

4. 甲胎蛋白是(　　)。

A. 异种抗原　　　　　　　B. 自身抗原　　　　　　　C. 异嗜性抗原

D. 肿瘤相关抗原　　　　　E. 肿瘤特异性抗原

5. 人类免疫缺陷病毒(HIV)在人体内的靶细胞是(　　　)。

A. CD8$^+$T 细胞　　　　　　B. CD4$^+$T 细胞　　　　　C. B 细胞

D. NK 细胞　　　　　　　　E. CTL 细胞

6. 由于眼外伤,眼球球体受到严重破坏,可能发生交感性眼炎,其原因应属于(　　　)。

A. 隐蔽抗原的释放　　　　B. 自身抗原发生改变　　　　C. 交叉抗原的出现

D. 多克隆刺激　　　　　　E. 异嗜性抗原的存在

7. 患儿,男,出生后表现为持续性鹅口疮,9 个月后因真菌性肺炎而死亡。尸检发现其胸腺功能发育不全。此患儿发生持续性感染主要是由于(　　　)。

A. 继发性免疫缺陷　　　　B. 细胞免疫缺陷　　　　　C. 体液免疫缺陷

D. 吞噬细胞缺陷　　　　　E. 补体系统缺陷

8. 肿瘤治疗不包括(　　　)。

A. 主动免疫治疗　　　　　B. 非特异性免疫治疗　　　C. 抗肿瘤导向治疗

D. 血浆置换　　　　　　　E. 过继免疫治疗

9. 与同种异基因移植物引起的急性排斥反应关系最密切的细胞是(　　　)。

A. T 细胞　　　B. B 细胞　　　C. NK 细胞　　　D. 肥大细胞　　　E. 嗜酸性粒细胞

四、配伍题

A. 移植物中含有足够数量的免疫细胞

B. 供体内预存有抗受体的 HLA-Ⅰ类抗原抗体

C. 供体内预存有抗受体的 ABO 血型抗体

D. 受体内有针对供体组织器官的 Tc 细胞

E. 受体内预存有抗供体的 ABO 血型抗体

1. 移植器官超急性排斥反应的发生是由于(　　　)。

2. 移植物抗宿主反应的发生是由于(　　　)。

五、问答题

1. 简述免疫缺陷病的共同特点。

2. 简述自身免疫病的基本特征。

习题答案

任务十　免疫学的临床应用

一、名词解释

1. 凝集反应　2. 沉淀反应　3. 人工主动免疫　4. 人工被动免疫　5. 过继免疫

二、填空题

1. 抗原抗体反应的特点是_____、_____、_____。

2. 影响抗原-抗体反应的因素有_____、_____、_____。

3. 常见的抗原-抗体反应类型包括_____、_____、_____。

4. 各群淋巴细胞的数量与功能是判断 _____ 的重要指标。

5. 细胞因子的定量、定性检测是判断 _____ 的重要指标。方法主要有 _____、_____、_____。

6. 人工主动免疫常用的疫苗有 _____、_____、_____、_____。

7. 免疫学治疗主要包括 _____、_____、_____。

8. 目前用于临床的细胞因子制剂主要有 _____、_____、_____。

9. 人工被动免疫是给机体输入 _____ 物质，人工主动免疫是给机体输入 _____ 物质。

三、单选题

1. 下列哪种情况是自然被动免疫？（　　　）

A. 隐性感染获得的免疫　　　　　B. 注射抗体获得的免疫

C. 注射类毒素获得的免疫　　　　D. 口服疫苗获得的免疫

E. 通过初乳、胎盘获得的免疫

2. 人工被动免疫的获得方式是（　　　）。

A. 隐性感染　　　　B. 注射抗体　　　　C. 注射抗原

D. 通过胎盘和初乳　　E. 通过患病

3. 自然被动免疫的获得方式是（　　　）。

A. 隐性感染　　　　B. 注射抗体　　　　C. 注射抗原

D. 通过胎盘和初乳　　E. 通过患病

4. 自然自动免疫的获得方式是（　　　）。

A. 隐性感染和患病　　B. 注射抗体　　　　C. 注射疫苗

D. 通过胎盘和初乳　　E. 注射类毒素

5. 患传染病后获得的免疫称为（　　　）。

A. 人工免疫　　　　B. 自然主动免疫　　　C. 自然被动免疫

D. 人工主动免疫　　E. 人工被动免疫

6. 下列选项中不属于减毒活疫苗的是（　　　）。

A. 麻疹疫苗　　　　B. 脊髓灰质炎糖丸疫苗　　C. 腮腺炎疫苗

D. 卡介苗　　　　　E. 乙型肝炎疫苗

7. 下列生物制品中属于活疫苗的是（　　　）。

A. 伤寒和副伤寒三联疫苗　　B. 乙型肝炎疫苗　　C. 麻疹疫苗

D. 乙型脑炎疫苗　　　　　　E. 狂犬病疫苗

8. 活疫苗的优点不包括（　　　）。

A. 接种量小　　　　B. 接种次数少　　　C. 易保存

D. 类似隐性感染　　E. 免疫维持时间长

9. 关于抗毒素的使用，下列不正确的是（　　　）。

A. 使用前应做皮试　　　　　　B. 治疗时要早期足量使用

C. 用于紧急预防和治疗　　　　D. 皮试阳性者可用脱敏注射法

E. 作为免疫增强剂，可多次给儿童注射

10. 注射破伤风抗毒素（TAT）的目的是（　　　）。

A. 对易感人群进行预防接种

B. 杀灭伤口中繁殖的破伤风梭菌

C. 对可疑或确诊的破伤风患者进行紧急预防和治疗

D. 主要用于儿童的预防接种

E. 中和与神经细胞结合的毒素

四、配伍题

A. 抗 CD3 单克隆抗体　　　B. 抗肿瘤坏死因子抗体　　　C. β-干扰素

D. α-干扰素　　　　　　　　E. EPO

1. 治疗贫血的是(　　　)。

2. 治疗多发性硬化症的是(　　　)。

3. 治疗类风湿关节炎的是(　　　)。

五、问答题

1. 简述免疫细胞及其功能的检测方法。

2. 比较人工自动免疫与人工被动免疫的特点。

习题答案

人体寄生虫学习题指导

任务一　人体寄生虫学概述

一、名词解释

1. 寄生虫　2. 人体寄生虫学　3. 寄生　4. 感染阶段　5. 宿主　6. 终宿主　7. 中间宿主　8. 生活史　9. 带虫者　10. 土源性蠕虫　11. 生物源性蠕虫　12. 带虫免疫　13. 伴随免疫

二、填空题

1. 两种生物生活在一起,其中一种生物受到损害,这种生物称为_____。

2. 寄生虫病流行的三个基本环节是_____、_____、_____。

3. 两种生物共生,从其利害关系可分为_____、_____、_____。

4. 寄生虫对宿主的损害包括_____、_____、_____。

5. 适应性免疫根据结果可分为_____、_____。

6. 寄生虫病的检查方法包括_____、_____。

7. 寄生虫病的流行因素包括_____、_____。

8. 寄生虫侵入人体的常见感染途径有_____、_____、_____、_____。

三、单选题

1. 寄生虫病的流行特点,除地方性和季节性外,还具有(　　)。

A. 社会性　　　　　　　　B. 自然疫源性　　　　　　　　C. 广泛性

D. 多样性　　　　　　　　E. 反复性

2. 最常见的人体感染寄生虫的途径是(　　)。

A. 经皮肤感染　　　　　　　　　　B. 经口感染

C. 经媒介昆虫叮刺感染　　　　　　D. 接触感染

E. 经胎盘感染

3. 兼性寄生虫是指(　　)。

A. 成虫和幼虫均营自生生活

B. 雌虫和雄虫分别营自生生活和寄生生活

C. 成虫和幼虫均营寄生生活

D. 既可营自生生活,又可营寄生生活

E. 以上均不是

4. 寄生虫能在自然界繁衍、生存,所发生的最主要的适应性改变是( )。

A. 寄生虫形态发生变化,以适应外界生存　　　B. 对寒冷抵抗力强

C. 对温度适应性强　　　　　　　　　　　　D. 生殖能力强

E. 有多个中间宿主

5. 寄生虫的生活史是指( )。

A. 寄生虫完成一代的生长、发育和繁殖的整个过程

B. 寄生虫发育和繁殖的方式

C. 寄生虫无性生殖和有性生殖的全过程

D. 寄生虫寄生生活的整个过程

E. 寄生虫在中间宿主和终宿主体内的寄生活动

6. 寄生虫的流行环节是( )。

A. 传染源,中间宿主,传播媒介　　　　　　B. 传染源,传播途径,易感人群

C. 自然因素,生物因素,社会因素　　　　　D. 温度,湿度,地质

E. 寄生虫的种类、数量、致病性

7. 有些寄生虫发育一代有无性世代和有性世代两种生殖方式,这种现象叫( )。

A. 幼体增殖　　　　　　B. 世代交替　　　　　　C. 无性或有性生殖

D. 孢子生殖　　　　　　E. 配子生殖

8. 土源性蠕虫在生活史发育过程中( )。

A. 需要中间宿主　　　　B. 不需要中间宿主　　　　C. 需要保虫宿主

D. 需要转续宿主　　　　E. 需要储存宿主

9. 生物源性蠕虫在生活史发育过程中( )。

A. 需要转续宿主　　　　B. 不需要转续宿主　　　　C. 需要保虫宿主

D. 需要中间宿主　　　　E. 不需要中间宿主

10. 专性寄生虫是指( )。

A. 成虫营自生生活的寄生虫

B. 幼虫营自生生活的寄生虫

C. 既可营自生生活,又可营寄生生活的寄生虫

D. 成虫和幼虫均营自生生活的寄生虫

E. 寄生虫生活史全部阶段,或至少有部分阶段营寄生生活的寄生虫

11. 人体寄生虫的感染阶段是( )。

A. 感染保虫宿主的阶段　　　　　　　　　　B. 感染动物中间宿主的阶段

C. 感染动物转续宿主的阶段　　　　　　　　D. 感染医学节肢动物的阶段

E. 感染人体的阶段

12. 寄生虫的幼虫期或无性生殖阶段寄生的宿主称( )。

A. 终宿主　　　B. 保虫宿主　　　C. 中间宿主　　　D. 转续宿主　　　E. 传播媒介

13. 人兽共患寄生虫病中人主要作为( )。

A. 保虫宿主　　　　　　　　B. 转续宿主　　　　　　　　C. 终宿主

D. 第一中间宿主　　　　　　E. 第二中间宿主

14. 寄生虫侵入人体后能继续发育或繁殖的阶段是(　　　)。

A. 诊断阶段　　B. 致病阶段　　C. 感染阶段　　D. 游移阶段　　E. 寄生阶段

15. 寄生在宿主体内的寄生虫叫(　　　)。

A. 体外寄生虫　　　　　　　B. 体内寄生虫　　　　　　　C. 兼性寄生虫

D. 永久性寄生虫　　　　　　E. 暂时性寄生虫

16. 寄生虫成虫或有性生殖阶段寄生的宿主叫(　　　)。

A. 终宿主　　　　　　　　　B. 第一中间宿主　　　　　　C. 保虫宿主

D. 第二中间宿主　　　　　　E. 转续宿主

17. 可诱导超敏反应的寄生虫抗原有(　　　)。

A. 表面抗原和虫体抗原　　　　　　　　B. 代谢产物抗原

C. 绦虫的囊液和线虫的蜕皮液　　　　　D. 死亡虫体的分解产物

E. 以上都是

18. 下列哪项不是寄生虫对宿主产生的机械性损伤?(　　　)

A. 阻塞腔道　　B. 夺取营养　　C. 压迫组织　　D. 吸附作用　　E. 破坏细胞

19. 带虫免疫是指宿主感染寄生虫后产生的免疫力(　　　)。

A. 能将寄生虫清除

B. 不能清除寄生虫

C. 虽不能将虫体全部清除,但对重复感染产生一定的免疫力

D. 可使虫体寿命缩短或症状减轻

E. 虽不能将虫体全部清除,但对重复感染产生一定的免疫力,这种免疫力在宿主被治疗后就逐渐消失

20. 影响寄生虫病流行的生物因素是(　　　)。

A. 寄生虫病患者的存在　　　　　　　　B. 感染的脊椎动物的存在

C. 中间宿主或传播媒介的存在　　　　　D. 带虫者的存在

E. 健康人群的存在

21. 下列哪项不是寄生虫病的传染源?(　　　)

A. 感染的中间宿主　　　　　B. 带虫者　　　　　　　C. 感染的家畜

D. 感染的野生动物　　　　　E. 寄生虫病患者

22. 机会致病寄生虫是指(　　　)。

A. 偶然感染的寄生虫　　　　　　　　　B. 感染非正常宿主的寄生虫

C. 暂时寄生的寄生虫　　　　　　　　　D. 免疫功能低下时致病的寄生虫

E. 免疫功能正常时致病的寄生虫

四、多选题

1. 宿主与寄生虫相互作用的结果可能是(　　　)。

A. 虫体被完全清除　　　　B. 宿主抵抗力弱　　　　　C. 宿主成为带虫者

D. 大部分虫体被清除　　　E. 未能清除虫体

2. 宿主的类别包括(　　　)。

A. 终宿主　　B. 中间宿主　　C. 保虫宿主　　D. 转续宿主　　E. 媒介

3. 寄生生活对寄生虫的作用有(　　　)。

A. 形态结构发生改变　　　　　　　　　B. 生理和代谢途径改变

C. 特殊入侵机制的形成   D. 消化器官更加发达

E. 繁殖能力增强

4. 寄生虫对宿主的致病作用包括(　　　)。

A. 掠夺营养   B. 机械性损伤   C. 毒性与免疫损伤

D. 化学损伤   E. 以上都不是

5. 寄生虫病的传染源包括(　　　)。

A. 感染的中间宿主   B. 带虫者   C. 感染的家畜

D. 感染的野生动物   E. 寄生虫病患者

6. 寄生虫病流行的主要因素有(　　　)。

A. 自然因素   B. 生物因素   C. 社会因素   D. 历史因素   E. 环境因素

7. 寄生虫病的防治原则为(　　　)。

A. 消灭传染源   B. 切断传播途径   C. 保护易感人群

D. 宣传注意个人卫生即可   E. 仅用预防接种

8. 寄生虫对宿主的损伤包括(　　　)。

A. 机械性损伤   B. 化学毒物损伤   C. 全身损伤

D. 夺取营养   E. 免疫损伤

9. 隐性感染是指(　　　)。

A. 人体有寄生虫感染   B. 感染者无临床症状   C. 临床症状轻微

D. 感染寄生虫数目少   E. 病原体不易被常规方法检出

五、配伍题

A. 共生   B. 共栖   C. 再生   D. 互利共生   E. 寄生

1. 两种生物生活在一起,一方受益,另一方既不受益也不受害的关系称(　　　)。

2. 两种生物生活在一起,互相依赖,双方均受益的关系称(　　　)。

3. 两种生物生活在一起,一方受益,另一方受害的关系称(　　　)。

六、问答题

1. 医学寄生虫的主要侵入途径有哪些? 举例说明。

2. 阐述寄生虫病的防治原则。

习题答案

任务二　常见的人体寄生虫病

一、名词解释

1. 蠕虫   2. 原虫   3. 再燃   4. 复发   5. 全变态   6. 半变态   7. 肠外阿米巴病

8. 尾蚴性皮炎   9. 囊虫病   10. 医学节肢动物   11. 虫媒病

二、填空题

1. 蛔虫对人体的危害主要是寄生引起的并发症,最常见的并发症是_____。

2. 医学蠕虫主要包括_____、_____、_____三大类。

3. 日本裂体吸虫又称_____,成虫为_____状态,可引起_____,是中华人民共和国成立初期五大寄生虫病之一。

4. 华支睾吸虫的中间宿主主要有_____、_____。

5. 肺吸虫病根据病变发展过程可分为_____、_____、_____。

6. 典型疟疾发作的临床表现为_____、_____、_____。

7. 滴虫的生活史中只有_____,通过_____传播,主要寄生在女性的_____,引起_____。

8. 医学节肢动物对人类的危害有_____和_____两大类型。

三、单选题

1. 在寄生于人体的蠕虫中最小的虫卵是(   )。

A. 华支睾吸虫卵　　　　　　B. 卫氏并殖吸虫卵　　　　　　C. 布氏姜片虫卵

D. 日本血吸虫卵　　　　　　E. 鞭虫卵

2. 粪便检查适用于诊断(   )。

A. 蛲虫病　　　　　　　　　B. 蛔虫病　　　　　　　　　C. 疟疾

D. 广州管圆线虫病　　　　　E. 旋毛虫病

3. 夜间采血涂片检查诊断的寄生虫病是(   )。

A. 蛔虫病　　B. 疟疾　　C. 鞭虫病　　D. 丝虫病　　E. 杜氏利什曼原虫病

4. 能引起肺部病变的寄生虫有(   )。

A. 蛔虫和钩虫　　　　　　　　　　　　B. 溶组织内阿米巴和疟原虫

C. 布氏姜片虫和蓝氏贾第鞭毛虫　　　　D. 卫氏并殖吸虫和鞭虫

E. 华支睾吸虫和微小膜壳绦虫

5. 蛔虫对人的严重危害在于(   )。

A. 成虫排卵量大　　　　　　B. 成虫夺取营养　　　　　　C. 成虫引起并发症

D. 幼虫经肺移行　　　　　　E. 虫体代谢产物或崩解物的刺激

6. 确诊钩虫病最常用、阳性率较高的方法是(   )。

A. 饱和盐水漂浮法　　　　　B. 直接涂片法　　　　　　　C. 自然沉淀法

D. 肛门拭子法　　　　　　　E. 水洗沉淀法

7. 蛔虫的感染方式为(   )。

A. 经口　　B. 经皮肤　　C. 输血感染　　D. 直接感染　　E. 媒介昆虫叮咬

8. 在肛周产卵、肛周发育的线虫是(   )。

A. 蛔虫　　B. 钩虫　　C. 丝虫　　D. 蛲虫　　E. 旋毛虫

9. 蛲虫病患儿造成自身重复感染的主要原因是(   )。

A. 患儿用手搔抓肛周皮肤,虫卵污染手指　　B. 患儿免疫力较低

C. 虫卵污染食物　　　　　　　　　　　　　D. 感染性虫卵可经吸入感染

E. 蛲虫病较难治愈

10. 某村小学生突然发生由蛔虫引起的集体性哮喘病,时值夏季,其原因可能与他们集体进行下列哪项活动有关?(   )

A. 水田耕作　　　　　　　　B. 红薯地施肥　　　　　　　C. 食生红薯

D. 生食菱角　　　　　　　　E. 食未熟淡水鱼

11. 某儿童常有肛门及会阴皮肤瘙痒,并伴有烦躁不安、失眠、食欲减退、夜惊等症状。家长肉眼下可见患儿肛门处有细小白线虫蠕动。应考虑是何种寄生虫病?(   )

A. 丝虫病　　B. 鞭虫病　　C. 蛔虫病　　D. 蛲虫病　　E. 旋毛虫病

12. 血吸虫病的传播必须具备的三个条件是(   )。

A. 传染源、钉螺、易感者

B. 含虫卵的粪便入水，钉螺存在、接触疫水

C. 传染源、钉螺、疫水

D. 含虫卵的粪便入水、疫水、易感者

E. 易感者、钉螺、疫水

13. 猪带绦虫对人类危害最大的阶段是(　　)阶段。

A. 成虫　　　　　B. 虫卵　　　　　C. 囊尾蚴　　　　D. 似囊尾蚴　　　E. 六钩蚴

14. 血吸虫的感染阶段是(　　)阶段。

A. 虫卵　　　　　B. 毛蚴　　　　　C. 尾蚴　　　　　D. 童虫　　　　　E. 成虫

15. 引起人脑部病变的寄生虫为(　　)。

A. 猪带绦虫　　　　　　　　　　B. 牛带绦虫　　　　　　　　　　C. 猪带绦虫囊尾蚴

D. 牛带绦虫囊尾蚴　　　　　　　E. 布氏姜片虫

16. 治疗丝虫病的主要药物是(　　)。

A. 吡喹酮　　　　B. 左旋咪唑　　　C. 海群生　　　　D. 甲苯达唑　　　E. 卡巴肿

17. 日本血吸虫卵肉芽肿导致肝病变的特点是(　　)。

A. 门脉性肝硬化　　　　　　　　B. 胆汁性肝硬化　　　　　　　　C. 干线性肝硬化

D. 淤血性肝硬化　　　　　　　　E. 坏死性肝硬化

18. 阿米巴痢疾所致的肠壁组织典型病理变化是(　　)。

A. 不典型增生　　　　　　　　　B. 阿米巴肉芽肿　　　　　　　　C. 烧瓶样溃疡

D. 非特异性炎症反应　　　　　　E. 脓肿

19. 溶组织内阿米巴的致病与下列哪项无关?(　　)

A. 原虫的毒力和虫种　　　　　　B. 寄生环境因素的影响　　　　　C. 宿主的免疫状态

D. 原虫所呈现的侵袭力　　　　　E. 宿主的性别与年龄

20. 溶组织内阿米巴生活史的基本环节是(　　)。

A. 滋养体—包囊—滋养体　　　　　　　　　　B. 包囊—滋养体—包囊

C. 囊前期包囊—滋养体　　　　　　　　　　　D. 未成熟包囊—成熟包囊—滋养体

E. 以上都错

21. 黑热病患者死亡的原因常是(　　)。

A. 免疫复合物引起的超敏反应　　　　　　　　B. 脾功能亢进

C. 骨髓造血功能的下降　　　　　　　　　　　D. 由于白细胞减少,机体抵抗力降低

E. 免疫性溶血引起的红细胞减少

22. 在我国引起黑热病的原虫是(　　)。

A. 热带利什曼原虫　　　　　　　B. 杜氏利什曼原虫　　　　　　　C. 墨西哥利什曼原虫

D. 巴西利什曼原虫　　　　　　　E. 委内瑞拉利什曼原虫

23. 黑热病突出的临床表现之一是(　　)。

A. 长期高热　　　　　　　　　　B. 贫血性心脏病　　　　　　　　C. 全血细胞减少

D. 牙龈炎　　　　　　　　　　　E. 急性淋巴管炎

24. 在我国,黑热病的主要流行地区为(　　)。

A. 长江以南　　　B. 长江流域　　　C. 长江以北　　　D. 沿海地区　　　E. 全国均有

25. 黑热病的传播媒介是(　　)。

A. 蚊　　　　　　B. 蝇　　　　　　C. 白蛉　　　　　D. 蚤　　　　　　E. 硬蜱

26. 慢性贾第虫病的典型腹泻特点是（　　　）。

A. 黏液便　　　　　　　　B. 暴发性恶臭样泻　　　　　　　C. 周期性恶臭稀便

D. 水样泻　　　　　　　　E. 脓血便

27. 阴道毛滴虫常见的寄生部位是（　　　）。

A. 女性阴道和男性尿道　　　B. 人体血液系统　　　　　　　C. 消化道

D. 胆道　　　　　　　　　E. 呼吸道

28. 阴道毛滴虫的感染阶段是（　　　）。

A. 包囊　　　　B. 滋养体　　　C. 成熟包囊　　　D. 卵囊　　　　E. 滋养体＋包囊

29. 检查阴道毛滴虫的常用方法是（　　　）。

A. 血液涂片法　　　　　　　B. 粪便检查法　　　　　　　　C. 阴道内镜检法

D. 阴道分泌物生理盐水镜检　　E. 尿液检查法

30. 蓝氏贾第鞭毛虫主要寄生于宿主的（　　　）。

A. 胆囊及十二指肠　　　　　B. 泌尿生殖道　　　　　　　　C. 结肠

D. 回盲部　　　　　　　　　E. 小肠

31. 贾第虫病的主要临床症状是（　　　）。

A. 贫血　　　　B. 脓血便　　　C. 高热　　　　D. 黄疸　　　　E. 急、慢性腹泻

32. 疟疾在人群之间的传播是通过下列哪项实现的？（　　　）

A. 蚊　　　　　B. 蚤　　　　　C. 蝇　　　　　D. 虱　　　　　E. 白蛉

33. 疟原虫的主要致病阶段是（　　　）。

A. 红外期裂体生殖期　　　　B. 红内期裂体生殖期　　　　　C. 配子生殖期

D. 孢子生殖期　　　　　　　E. 包囊形成期

34. 抗疟治疗最常用的药物是下列哪一组？（　　　）

A. 氯喹＋乙胺嘧啶　　　　　B. 氯喹＋伯氨喹　　　　　　　C. 奎宁＋乙胺喹啉

D. 氯喹＋奎宁　　　　　　　E. 磺胺多辛＋青蒿素

35. 疟疾再燃的原因是（　　　）。

A. 迟发型子孢子　　　　　　B. 速发型子孢子　　　　　　　C. 残存的红外期原虫

D. 残存的红内期原虫　　　　E. 新近再感染

36. 在中国流行最广泛的疟原虫是（　　　）。

A. 恶性疟原虫　　　　　　　B. 间日疟原虫　　　　　　　　C. 三日疟原虫

D. 卵形疟原虫　　　　　　　E. 间日疟原虫和卵形疟原虫

37. 刚地弓形虫的终宿主是（　　　）。

A. 猫科动物　　　　　　　　B. 食草动物　　　　　　　　　C. 啮齿类动物

D. 人　　　　　　　　　　　E. 爬行动物

38. 有新月形配子体的疟原虫是（　　　）。

A. 恶性疟原虫　　　　　　　B. 间日疟原虫　　　　　　　　C. 三日疟原虫

D. 卵形疟原虫　　　　　　　E. 以上四种疟原虫

39. 隐孢子虫感染者的病原学诊断方法为（　　　）。

A. 粪便中查卵囊　　　　　　B. 粪便中查滋养体　　　　　　C. 粪便中查合子

D. 粪便中查配子体　　　　　E. 粪便中查裂殖体

40. 隐孢子虫在人体的主要寄生部位是（　　）。

A. 肝　　　　　B. 肺　　　　　C. 脑　　　　　D. 小肠　　　　　E. 血液

41. 生活史各期（除虫卵外）均吸血,且不更换宿主的节肢动物是（　　）。

A. 蚊　　　　　B. 蚤　　　　　C. 舌蝇　　　　D. 全沟硬蜱　　　E. 白蛉

42. 下列哪种疾病硬蜱不能传播？（　　）

A. 莱姆病　　　　　　　　B. 森林脑炎　　　　　　　C. 流行性乙型脑炎

D. 新疆出血热　　　　　　E. Q热

43. 生活史中幼虫和成虫都吸血的昆虫是（　　）。

A. 虱　　　　　B. 蚤　　　　　C. 蝇　　　　　D. 白蛉　　　　　E. 蚊

44. 人体感染蠕形螨最多的部位是（　　）。

A. 颜面部　　　B. 腹部　　　　C. 胸部　　　　D. 颈部　　　　　E. 四肢

45. 既能机械性传染疾病又能生物性传染疾病的医学昆虫是（　　）。

A. 臭虫　　　　B. 蠓　　　　　C. 蝇　　　　　D. 虱　　　　　　E. 蜚蠊

四、多选题

1. 蛔虫病可能引起的并发症有（　　）。

A. 蛔虫性阑尾炎　　　　　B. 胆道蛔虫症　　　　　　C. 肠梗阻

D. 腹膜炎　　　　　　　　E. 胰腺炎

2. 钩虫病常见的临床症状有（　　）。

A. 贫血　　　　　　　　　　　　　　B. 钩蚴性皮炎

C. 嗜酸性粒细胞增多症　　　　　　　D. 肌肉酸痛

E. 肠梗阻

3. 华支睾吸虫成虫寄生于肝胆管内可引起下列哪些病理变化？（　　）

A. 胆道结石　　　　　　　B. 阻塞性黄疸　　　　　　C. 胆管炎

D. 胆囊炎　　　　　　　　E. 胆汁性肝硬化

4. 血吸虫病的综合防治措施包括（　　）。

A. 治疗患者、病畜　　　　B. 管理粪便、水源　　　　C. 消灭钉螺

D. 注意个人饮食卫生　　　E. 加强个人与集体防护

5. 卫氏并殖吸虫的保虫宿主是（　　）。

A. 犬　　　　　B. 猫　　　　　C. 虎　　　　　D. 人　　　　　　E. 野猪

6. 阴道毛滴虫分布广,感染者多主要是由于（　　）。

A. 包囊在外界抵抗力强　　B. 滋养体在外界抵抗力强　　C. 生活史简单

D. 保虫宿主的存在　　　　E. 与不洁性生活方式有关

7. 可能检测出溶组织内阿米巴滋养体的样本为（　　）。

A. 黏液血便　　B. 成形粪便　　C. 肝脓液　　　D. 痰脓液　　　　E. 肠壁溃疡处刮取物

8. 下列哪些物质是引起疟疾发作的因素？（　　）

A. 裂殖子　　　　　　　　B. 红细胞　　　　　　　　C. 疟原虫代谢产物

D. 变性血红蛋白　　　　　E. 疟色素

9. 疟原虫在人体内的寄生部位为（　　）。

A. 肝细胞　　　B. 红细胞　　　C. 有核细胞　　D. 脾细胞　　　　E. 白细胞

10. 刚地弓形虫的侵入途径有（　　）。

A. 经胎盘   B. 经口   C. 经输血

D. 经媒介昆虫叮咬   E. 经呼吸道

11. 刚地弓形虫普遍感染动物和人的原因与下列哪些生物学特性有关？（   ）

A. 生活史各期均对人有传染性   B. 对宿主的组织和细胞选择不严格

C. 在中间宿主之间互相传播   D. 在中间宿主和终宿主之间互相传播

E. 有性生殖期和无性生殖期均可在人体内发育繁殖

五、配伍题

A. 感染性虫卵   B. 丝状蚴   C. 微丝蚴   D. 囊包幼虫   E. 受精蛔虫卵

1. 蛔虫的感染阶段是（   ）。

2. 旋毛虫的感染阶段是（   ）。

3. 钩虫的感染阶段是（   ）。

A. 感染性虫卵通过土壤传播   B. 丝状蚴通过土壤传播

C. 感染性幼虫通过蚊传播   D. 感染性虫卵黏附在手上

E. 肌肉中的幼虫

4. 蛔虫感染人体的方式是（   ）。

5. 蛲虫感染人体的方式是（   ）。

6. 钩虫感染人体的方式是（   ）。

7. 丝虫感染人体的方式是（   ）。

A. 虫卵   B. 毛蚴   C. 囊蚴   D. 尾蚴   E. 童虫

8. 日本血吸虫的感染阶段是（   ）。

9. 布氏姜片虫的感染阶段是（   ）。

10. 华支睾吸虫的感染阶段是（   ）。

A. 两个中间宿主   B. 两个以上中间宿主   C. 水生植物为媒介

D. 昆虫为传播媒介   E. 在肥沃土壤中发育

11. 华支睾吸虫的生活史在发育过程中需要（   ）。

12. 布氏姜片虫的生活史在发育过程中需要（   ）。

13. 卫氏并殖吸虫的生活史在发育过程中需要（   ）。

A. 豆螺   B. 扁卷螺   C. 钉螺   D. 川卷螺   E. 蟑螂

14. 卫氏并殖吸虫的中间宿主为（   ）。

15. 华支睾吸虫的中间宿主为（   ）。

16. 旋毛虫感染人体的方式是（   ）。

17. 布氏姜片虫的中间宿主为（   ）。

A. 囊尾蚴病   B. 棘球蚴病   C. 裂头蚴病

D. 缩小膜壳绦虫病   E. 牛带绦虫病

18. 误食牛肉中的囊尾蚴可引起（   ）。

19. 猪带绦虫病患者自体内感染可引起（   ）。

20. 牧区儿童与家犬密切接触可引起（   ）。

A. 滋养体   B. 包囊   C. 假包囊   D. 卵囊   E. 以上均可

21. 刚地弓形虫对人体具有感染性的阶段是（   ）。

22. 隐孢子虫对人体具有感染性的阶段是（   ）。

A. 经呼吸道   B. 经口   C. 经破损皮肤或黏膜

D. 经媒介昆虫传播   E. 经接触

23. 隐孢子虫感染人体的主要方式是(　　)。

24. 间日疟原虫感染人体的主要方式是(　　)。

25. 刚地弓形虫感染人体的主要方式是(　　)。

六、问答题

1. 日本血吸虫的致病阶段有哪些? 简述各期的致病作用。

2. 简述医学节肢动物对人的危害。

3. 诊断急性阿米巴痢疾的病原学方法有哪些? 需要注意什么?

4. 为什么治疗猪带绦虫病应"先驱绦,后灭囊"?

5. 病情摘要:某 25 岁男性战士,持续发热 10 天,体温 38.5 ℃,早晨正常,天明起畏寒、寒战,精神、食欲尚可,既往体健,2 个月前到湖区参加抗洪。查体:肝脾可触及,余未见异常。白细胞 $12 \times 10^9/L$,中性粒细胞 65%,淋巴细胞 15%,嗜碱性粒细胞 20%。

(1) 最可能的诊断是什么?

(2) 应该如何防治?

6. 病情摘要:某男童 5 岁,家住农村地区,特别能吃,却很瘦,常喊肚子痛,尤以脐周部位为多,揉按后可缓解,夜间睡眠时易惊醒、磨牙和流口水。

(1) 根据以上症状考虑该男童患何种寄生虫病?

(2) 怎样确诊?

(3) 可能出现哪些并发症?

习题答案

实验室规则

基本方针:安全第一,预防为主。

基本原则:谁主管,谁负责;谁使用,谁负责。

在病原生物学与免疫学实验室开展实验时,因实验对象多为病原微生物,具有传染性,需要学生严格遵循实验室规则,听从实验教师的指导,具体要求如下。

(1)进入实验室应穿好白大衣,扣好扣子,保持整齐干净,离开实验室后及时脱去。

(2)实验室内禁止饮食、抽烟,不必要的物品不得带入实验室。文具、实训教材、实验报告等带入后应远离实验操作处,放在指定的非操作区,以免受到污染。

(3)在实验室内不得高声谈笑或随便走动,遵守课堂秩序,不做与实验无关的事情。

(4)在实验过程中发生差错或意外事故时,禁止隐瞒或自作主张不按规定处理,应立即报告教师做正确的处理。

(5)爱护实验室内仪器设备,严格按操作规则使用。未经允许不能随意触碰仪器按键,损坏仪器设备者应按照学校规定处理。

(6)需要培养的标本应及时放入培养箱,并及时清理不需要的标本、培养物和污染的物品,不可堆放不处理,以免占用公共空间。

(7)实验完毕,应物归原处并将桌面整理清洁,实验室打扫干净。关好门、窗、水、电,及时洗手后方可离去。

(8)实验动物不可带离实验室,应及时处死,并放到指定位置集中送处理站进行处理。

(9)严禁利用实验室作为会议室及其他文娱活动和自习场所。

附录 B 实验室发生意外事故的处理办法

(1) 强酸强碱腐蚀伤:学生皮肤若不慎被强酸侵蚀,应立即在流水下冲洗 30 min 以上,并用肥皂水中和;如被强碱腐蚀,应用大量的温盐水清洗,再用 5% 的乙酸溶液或 5% 的硼酸溶液洗涤中和。

(2) 若被酒精灯烫伤,应用淡盐水消炎,皮肤若出现水疱,可用烫伤膏轻轻涂抹后包上纱布。

(3) 割伤:学生若被烧杯、试管等玻璃碎渣割伤,应先处理伤口的玻璃碎片,冲洗伤口,用乙醇或碘酒消毒后贴上创可贴;严重割伤者请及时送往医院急救。

(4) 菌液误吸:应立即吐入污物缸内,用 1∶1000 的高锰酸钾溶液或稀释的过氧化氢溶液漱口,并根据不同的细菌,服用相应的抗生素。

(5) 若实验中菌液流洒桌面,应立即用抹布浸沾 1%～2% 来苏水溶液或 0.1% 新洁尔灭溶液泡在污染部位,经 30 min 后始可抹去;手上沾有活菌时也用上述消毒液浸泡 10 min 左右,再以肥皂及自来水反复洗刷。

主要参考文献

［1］ 杨翀,曾令娥.病原生物学与免疫学实验教程[M].武汉:华中科技大学出版社,2010.

［2］ 陆予云,李争鸣.寄生虫学检验实验指导[M].2版.北京:人民卫生出版社,2015.

［3］ 刘辉.临床免疫学检验技术实验指导[M].北京:人民卫生出版社,2015.

［4］ 李金明,刘辉.临床免疫学检验技术[M].北京:人民卫生出版社,2015.

［5］ 宋彬,赵俊先,杨晨涛.寄生虫学检验[M].天津:天津科学技术出版社,2016.

［6］ 吕刚,夏乾峰,常彩红.病原生物学与免疫学实验教程[M].杭州:浙江大学出版社,2013.

［7］ 李立伟.感染与免疫学实验教程[M].杭州:浙江大学出版社,2015.

［8］ 王健.病原生物与免疫学实验指导[M].北京:北京理工大学出版社,2015.

［9］ 余平.免疫学实验[M].武汉:华中科技大学出版社,2011.

［10］ 于虹,宝福凯,杨春艳.病原生物学与医学免疫学[M].北京:中国科学技术出版社,2017.